老年期重点疾病预防和干预丛书

帕金森病防治基层医生手册

主　审　陈海波

主　编　王志会　王　含

编　者（以姓氏笔画为序）

万志荣　航天中心医院

马　羽　清华大学玉泉医院

王　含　北京协和医院

王　展　首都医科大学附属北京天坛医院

王　康　中日友好医院

王志会　中国疾病预防控制中心慢性非传染性疾病预防控制中心

刘　平　中国人民解放军总医院第六医学中心

刘　娜　北京大学第三医院

刘　颖　北京协和医院

齐士格　中国疾病预防控制中心慢性非传染性疾病预防控制中心

苏　闻　北京医院

李志新　中国疾病预防控制中心慢性非传染性疾病预防控制中心

张　晗　中国疾病预防控制中心慢性非传染性疾病预防控制中心

陈　静　北京大学第一医院

武冬冬　北京医院

梅珊珊　首都医科大学宣武医院

人民卫生出版社

·北　京·

图书在版编目（CIP）数据

帕金森病防治基层医生手册 / 王志会，王含主编
. — 北京：人民卫生出版社，2020.12
ISBN 978-7-117-30940-0

Ⅰ. ①帕… Ⅱ. ①王…②王… Ⅲ. ①帕金森综合征
– 防治 – 手册 Ⅳ. ①R742.5-62

中国版本图书馆 CIP 数据核字（2020）第 240301 号

人卫智网	www.ipmph.com	医学教育、学术、考试、健康， 购书智慧智能综合服务平台
人卫官网	www.pmph.com	人卫官方资讯发布平台

帕金森病防治基层医生手册
Pajinsenbing Fangzhi Jiceng Yisheng Shouce

主　　编：王志会　王　含
出版发行：人民卫生出版社（中继线 010-59780011）
地　　址：北京市朝阳区潘家园南里 19 号
邮　　编：100021
E – mail：pmph @ pmph.com
购书热线：010-59787592　010-59787584　010-65264830
印　　刷：三河市尚艺印装有限公司
经　　销：新华书店
开　　本：710×1000　1/16　印张：7
字　　数：122 千字
版　　次：2020 年 12 月第 1 版
印　　次：2020 年 12 月第 1 次印刷
标准书号：ISBN 978-7-117-30940-0
定　　价：28.00 元

打击盗版举报电话：**010-59787491　E-mail：WQ @ pmph.com**
质量问题联系电话：**010-59787234　E-mail：zhiliang @ pmph.com**

前　言

　　帕金森病是一种仅次于阿尔茨海默病的老年人常见神经系统变性疾病。该病最早是由英国的一位名叫詹姆士·帕金森（James Parkinson）的医生在 1817 年发现并加以描述的，故以他的名字来命名。欧洲帕金森病联合会从 1997 年开始，将每年的 4 月 11 日设立为"世界帕金森病日"（World Parkinson's Disease Day）。这一天是詹姆斯·帕金森医生的生日。

　　以往的流行病学调查结果显示，我国 65 岁以上老年人群帕金森病患病率约为 1.7%，以此推断，目前我国老年人群中的帕金森病患者人数在 250 万以上。

　　帕金森病作为老年期常见的缓慢进展慢性病，不仅会造成患者身体运动功能逐渐丧失，严重影响其生活质量，而且增加社会医疗卫生服务需求及消耗，长期照料需求也会给家庭和社会带来沉重负担。目前，我国老年居民对帕金森病的知晓水平不够高，基层医疗卫生服务机构的家庭医生，甚至区县级医院神经科医生对帕金森病的早期识别和诊断能力也比较欠缺。

　　从 2015 年开始，由中国疾病预防控制中心慢性非传染性疾病预防控制中心进行组织协调和技术指导，联合各地医疗机构的临床专家针对阿尔茨海默病和帕金森病，在 9 个省（自治区、直辖市）实施开展了一项国家财政重大公共卫生专项——"老年期重点疾病预防和干预项目"。该项目开发了适于疾控系统和基层医疗卫生服务机构人员在实际工作中应用的阿尔茨海默病和帕金森病的防控能力建设技术包，对社区老年人群进行阿尔茨海默病和帕金森病筛查，并在临床神经科医生和康复师的协助下对阿尔茨海默病和帕金森病患者开展居家 - 社区药物治疗管理和康复锻炼指导，对照料人员进行专业知识与照料技能培训。

　　为更好地向全国推广开展老年期重点疾病预防和干预项目工作，对基层医疗卫生工作者开展能力建设培训，提高业务人员对帕金森病的早期识别、诊断、治疗以及康复锻炼指导的业务水平，我们组织了帕金森病诊断、治疗和康复领域的临床专家编写此书，希望对从事帕金森病预防、治疗及患者管理的医疗卫生工作者有所帮助。

编　者
2020 年 10 月

名词解释

帕金森病（Parkinson's disease，PD）：曾被叫作震颤麻痹，是一种黑质 – 纹状体病变导致多巴胺减少引起的以肢体震颤、僵直和运动缓慢为主要特征的神经系统退行性疾病。

快速眼动期行为障碍（rapid eye movement behavior disorder，RBD）：是指快速眼动睡眠期间，肌张力未消失，导致患者将梦里的行为通过肢体运动表达出来，在不安的梦境中经常喊叫、拳打脚踢。

日间过度嗜睡（excessive daytime sleepiness，EDS）：是指日间觉醒期间无法维持清醒和警觉状态，并且无意识地在不恰当的时间睡着，症状几乎每日发生，至少持续 3 个月。

不宁腿综合征（restless legs syndrome，RLS）：是指下肢于休息时出现难以忍受的不适，以至于有想活动下肢的冲动，活动后可暂时缓解的一种综合征。

周期性肢动（periodic limb movement，PLM）：也叫夜间肌阵挛，是指在睡眠中周期性发作的重复刻板的肢体运动，表现为大踇趾伸展，踝背屈，有时伴膝和髋的屈曲，严重者类似巴宾斯基征，可不对称，持续 0.5~5s，平均间隔 20~40s。

冲动控制障碍（impulsive control disorder，ICD）：又称意向控制障碍，指在过分强烈的欲望驱使下，采取某些不当行为，这些行为是社会规范所不容的或会给自己造成危害，其行为目的仅仅在于获得自我心理的满足或解除精神上的紧张感。

目 录

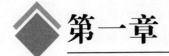

第一章

帕金森病的症状

帕金森病(PD)曾被称作震颤麻痹,是一种由于中脑黑质多巴胺能神经元变性死亡导致多巴胺合成分泌减少,引起的以静止性震颤、肌肉僵直、动作迟缓、姿势不稳为主要特征的神经系统退行性疾病,在老年人中常见。越来越多的证据表明,帕金森病存在多系统障碍,除了常见的运动症状之外,还存在很多非运动症状。

一、运动症状

帕金森病的运动症状包括 3 个核心特征,即运动迟缓、静止性震颤和肌强直,其中必须具备的是运动迟缓。

1. **运动迟缓** 可表现为多种动作的缓慢,随意运动减少,运动时间延长或期望的动作,如翻身、起床、解系鞋带、洗脸刷牙等无法发生。面部运动迟缓可表现为面具脸,瞬目减少、面无表情。口、舌、咽和腭肌的运动迟缓可造成讲话缓慢、语调变低,严重时吐字不清、发音单调,可伴有流涎和吞咽困难。

2. **静止性震颤** 震颤频率通常为 4~6Hz,安静或休息时出现,随意运动时减轻或停止,紧张时加剧,睡眠时消失。震颤常于单侧肢体远端起病,手的震颤表现为拇指与示指呈"搓丸样"动作,逐渐发展到同侧下肢与对侧上、下肢体,呈 N 字形进展;足部震颤常见节律性交替性屈伸;头部震颤主要发生于唇部和下巴。轻症患者的震颤仅在情绪激动或行走时出现。

3. **肌强直** 是肌张力增高的形式之一,其特点是伸肌和屈肌的张力同时增高,呈铅管样肌强直,如合并有震颤,则呈齿轮样肌强直。上肢及手部的肌强直可造成精细动作困难,如书写困难,写字过小征。腕关节伸直呈"路标现象"(让患者双肘搁于桌面上,前臂与桌面成垂直位置,两臂及腕部肌肉尽量放松。正常人此时腕关节与前臂约成 90° 屈曲,但帕金森病患者由于腕关节伸肌强直,或多或少仍保持伸直位置,好像道旁竖立的路标,故称"路标现象")。颈部及躯干肌强直造成扭头、转身困难。帕金森病患者常因肌强直严重而出现颈痛、腰痛及肢体关节疼痛,易被误诊为颈腰椎间盘突出、肩周炎等骨关节病或其他疾病。

此外,帕金森病的运动症状还包括姿势异常和步态障碍,这是导致帕金森病患者跌倒的主要原因。帕金森病患者的步态异常轻症可表现为行走时上肢摆臂动作减少、下肢拖曳。病情逐渐加重可表现为双上肢连带动作消失,双足擦地,步态变小、变慢,甚至出现迈步时以极小的步伐前冲、越走越快的慌张步态和双脚突然不能抬起好像被粘在地上一样的冻结步态。另外,帕金森病患者还可以表现出特殊的姿势,站立时头颈与躯干前倾,膝关节微曲。随着病程的进展,有些帕金森病患者甚至可出现脊柱侧弯或严重驼背的姿势。

二、非运动症状

非运动症状可出现于帕金森病的全病程,甚至早于运动症状出现。这与帕金森病不仅累及黑质、纹状体系统多巴胺能神经元,还累及其他部位的多巴胺能系统及5-羟色胺能、去甲肾上腺素能、胆碱能系统以及强啡肽、脑啡肽等肽类递质系统相关。非运动症状对患者的社会功能和生活质量也可造成严重危害,甚至超过运动症状的影响。根据临床表现,非运动症状主要分为4类:神经精神障碍、睡眠障碍、感觉障碍和自主神经功能障碍(表1-1)。

有些非运动症状主要是在帕金森病早期,甚至"运动前期"出现的,这些运动前期出现的非运动症状主要包括嗅觉减退(通常出现在晚发型和散发型的PD患者中)、快速眼动期行为障碍(RBD)、便秘和抑郁。另外,也有研究报道在PD运动前期患者出现日间过度嗜睡(EDS)、疲劳、疼痛(通常为单侧,受累侧肢体出现)、勃起功能障碍。有些症状是在疾病整个时期都存在的(比如便秘、疼痛、疲劳等),还有一些症状在疾病晚期出现(认知功能障碍、淡漠、直立性低血压)。

不同亚型帕金森病患者的非运动症状也有不同,震颤为主的帕金森病患者嗅觉减退、情感障碍等非运动症状更为多见,而强直-少动型帕金森病患者流涎、痴呆、便秘、自主神经功能紊乱症状及感觉症状更为多见。

需要注意的是,有些帕金森病患者的非运动症状与帕金森病药物治疗相关,如幻觉、谵妄等特异性症状与多巴胺能药物使用相关,部分嗜睡症型"睡眠发作"与服用多巴胺受体激动剂(dopamine agonist,DA)相关。还有一些非运动症状与帕金森病本身的基因遗传相关,比如葡糖脑苷脂酶(glucocerebrosidase,GBA)基因突变导致的痴呆;富含亮氨酸重复序列激酶-2(leucine repeat rank kinase,LRRK-2)基因突变导致的抑郁和睡眠障碍。

总之,非运动症状对于帕金森病的诊断和治疗都非常有价值,5年之内不出现任何一项非运动症状的患者在诊断为帕金森病时需要非常谨慎。另外，治疗进展期帕金森病时需注意运动症状改善的同时可能伴随着非运动症状的恶化，比如增加胆碱能药物、金刚烷胺或多巴胺受体激动剂时需警惕精神症状（如幻觉）的出现或恶化，增加左旋多巴类药物时需监测是否发生直立性低血压。

表 1-1　帕金森病的非运动症状

神经精神障碍
- 抑郁、焦虑、淡漠、幻觉、妄想（中晚期）、谵妄
- 认知功能障碍（痴呆，轻度认知障碍）
- 惊恐发作（"关"期）

睡眠障碍
- 快速眼动期行为障碍
- 日间过度嗜睡、不宁腿综合征、周期性腿动
- 失眠、睡眠呼吸障碍、非快速眼动异态睡眠
- 嗜睡症型"睡眠发作"

感觉障碍
- 疼痛、嗅觉减退，功能性嗅觉缺失，视觉障碍

自主神经功能障碍
- 便秘、尿频、尿急、夜尿增多
- 性功能障碍（可能是药物引起的）
- 出汗异常（多表现为多汗）
- 直立性低血压
- 流涎

其他
- 疲劳、吞咽困难、味觉丧失
- 恶心、呕吐、反流、大便失禁
- 体重减轻、体重增加（可能与冲动控制障碍有关）

多巴胺能药物引起的非运动症状
- 幻觉、妄想
- 多巴胺失调综合征（通常与左旋多巴的摄入有关）
- 冲动控制障碍（如强迫性赌博、性欲亢进、暴食）
- 脚踝肿胀
- 皮肤反应（如网状青斑与服用金刚烷胺相关）
- 皮下结节（阿扑吗啡）
- 红斑皮疹（罗替高汀贴剂）

（王展　王含）

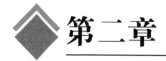

第二章

帕金森病的诊断和常见鉴别诊断

根据国际运动障碍协会（Movement Disorder Society，MDS）最新诊断标准以及中国帕金森病诊断标准（2016 年版），帕金森病的诊断主要依靠临床，包括详尽的病史和完整的神经系统体格检查，目前尚无明确的特异性检查手段。

一、诊断标准

由于帕金森病表现的复杂性，新的诊断标准中将帕金森病的特征分解为核心症状、绝对排除标准、警示标准和支持标准，满足必要条件后即可诊断为临床确诊的帕金森病和临床可能的帕金森病。

1. **核心症状**　是诊断帕金森病的第一步：具备(1)，加上(2)和(3)两条之一，即可诊断为帕金森综合征：

(1) 运动迟缓。

(2) 静止性震颤(4~6Hz)。

(3) 肌强直。

2. **绝对排除标准**　以下每一条都是诊断帕金森病不可以有的项目。

(1) 存在明确的小脑性共济失调或小脑性眼动异常（持续凝视诱发的眼震、巨大方波跳动、超节律扫视）。

(2) 出现向下的垂直性核上性凝视麻痹或向下的垂直性扫视选择性减慢。

(3) 在发病后 5 年内，患者被诊断为高度怀疑的行为变异型额颞叶痴呆或原发性进行性失语。

(4) 发病 3 年后仍局限于下肢的帕金森样症状。

(5) 多巴胺受体阻滞剂或多巴胺耗竭剂治疗诱导的帕金森综合征，其剂量和时程与药物性帕金森综合征相一致。

(6) 尽管病情为中等严重程度（即根据 MDS-UPDRS，评定肌强直或运动迟缓的计分大于 2 分），但患者对高剂量（不少于 600mg/d）左旋多巴治疗缺乏显著的治疗应答。

(7) 存在明确的皮质复合感觉丧失（如在主要感觉器官完整的情况下出现

皮肤书写觉和实体辨别觉损害)以及肢体观念运动性失用或进行性失语。

(8) 分子神经影像学检查显示突触前多巴胺能系统功能正常。

(9) 存在明确可导致帕金森综合征或疑似与患者症状相关的其他疾病,或者基于全面诊断评估,由专业医师判断其可能为其他综合征,而非帕金森病。

3. **警示标准**　下述表现在帕金森病诊断中可以存在,但是最多不能超过两项,否则同样不能诊断为帕金森病。

(1) 发病后 5 年内出现快速进展的步态障碍,以至于需要经常使用轮椅。

(2) 运动症状或体征在发病后 5 年以上完全不进展,除非这种病情的稳定与治疗相关。

(3) 发病后 5 年内出现延髓麻痹症状,表现为严重的发音困难、构音障碍或吞咽困难(需进食较软的食物,或通过鼻胃管、胃造瘘进食)。

(4) 发病后 5 年内出现吸气性呼吸功能障碍,即在白天或夜间出现吸气性喘鸣或频繁的吸气性叹息。

(5) 发病后 5 年内出现严重的自主神经功能障碍,包括:①直立性低血压,即在站起后 3min 内,收缩压下降至少 30mmHg(1mmHg=0.133kPa)或舒张压下降至少 15mmHg,并排除脱水、药物或其他可能解释自主神经功能障碍的疾病;②发病后 5 年内出现严重的尿潴留或尿失禁(不包括女性长期存在的低容量压力性尿失禁),且不是简单的功能性尿失禁(如不能及时如厕)。对于男性患者,尿潴留必须不是由前列腺疾病所致,且伴发勃起障碍。

(6) 发病后 3 年内由于平衡障碍导致反复(>1 次 / 年)跌倒。

(7) 发病后 10 年内出现不成比例的颈部前倾或手足挛缩。

(8) 发病后 5 年内不出现任何一种常见的非运动症状,包括嗅觉减退、睡眠障碍(睡眠维持性失眠、日间过度嗜睡、快速眼动期行为障碍)、自主神经功能障碍(便秘、日间尿急、症状性直立性低血压)、精神障碍(抑郁、焦虑、幻觉)。

(9) 出现其他原因不能解释的锥体束征。

(10) 起病或病程中表现为双侧对称性的帕金森综合征症状,没有任何侧别优势,且客观体检亦未观察到明显的侧别性。

4. **支持标准**　下述诊断帕金森病的条款中至少需要具备两条。

(1) 多巴胺能治疗明确且显著有效。在初始治疗期间中患者的功能水平可恢复至正常或接近正常。在没有明确记录的情况下,初始治疗的显著应答可分为如下两种情况:①药物剂量增加使症状明显改善或剂量减少使症状明显恶化;②在某些时间点出现明显开 / 关波动,包括可预测的剂末现象。

(2) 存在左旋多巴诱发的异动症。

（3）过去或现在的临床检查记录有肢体静止性震颤。

（4）嗅觉丧失或明显的嗅觉减退，或头颅超声显示黑质异常高回声（>20mm²），或心脏间碘苄胍闪烁显像法显示心脏去交感神经支配。

二、诊断思路

帕金森病的诊断遵循以下步骤，既是诊断帕金森病的必要过程，也是相关鉴别诊断的常规思路，包括如下步骤：

1. 是否为帕金森综合征，即是否具备帕金森病的核心症状。

2. 是否为原发帕金森病，即通过对支持标准、绝对排除标准、警示标准的排查，得到临床确诊的 PD 和临床很可能的 PD 诊断。具体过程见图 2-1。

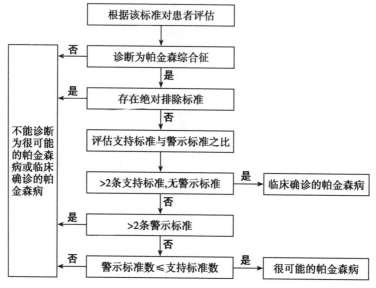

图 2-1　中国帕金森病诊断标准（2016 年版）的流程图

（1）临床确诊的 PD：要求没有绝对排除标准和警示标准，有至少 2 条支持标准。

（2）临床很可能的 PD：要求没有绝对排除标准，支持标准多于警示标准，警示标准不超过 2 个。

3. 是否为其他类型帕金森综合征。

三、鉴别诊断

通过对上述诊断步骤中绝对排除标准和警示标准的排查，结合影像学表现等辅助检查，鉴别其他与帕金森病相似的以下疾病（图 2-2）。

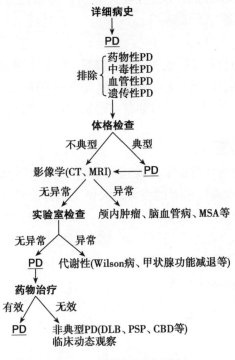

图 2-2　帕金森病诊断思路

PD:帕金森病;CT:计算机断层扫描(computerized tomography);MRI:磁共振成像(magnetic resonance imaging);MSA:多系统萎缩(multisystem atrophy);Wilson病:肝豆状核变性;DLB:路易小体痴呆(dementia with Lewy bodies);PSP:进行性核上性麻痹(progressive supranuclear palsy);CBD:皮质基底节变性(corticobasal degeneration)。

(一) 继发性帕金森综合征

帕金森症状是由明确病因,如感染、药物、中毒、脑动脉硬化、外伤等引起的,相关的病史结合不同疾病的临床特征是鉴别诊断的关键。多种药物均可引起药物性帕金森综合征,如镇静药物、抗精神病药物、氟桂利嗪、甲氧氯普胺(胃复安)等,一般是可逆的。老年人基底节区多发性腔隙性梗死可引起血管性帕金森综合征,患者有高血压、动脉硬化及卒中史,症状对称,步态障碍较明显,震颤少见,常伴锥体束征。

(二) 帕金森叠加综合征

许多神经变性疾病,除程度不一的帕金森症表现外,还有其他征象,如不自主运动、垂直性眼球凝视障碍(见于进行性核上性麻痹)、直立性低血压、小脑性共济失调、早期先有且严重的痴呆和视幻觉(路易体痴呆)、角膜色素环(肝豆状核变性)、皮质复合感觉缺失和锥体束征(皮质基底节变性)。这些疾病伴发的症状以强直、少动为主,静止性震颤很少见,常双侧对称(除皮质基底节变性外),对左旋多巴治疗不敏感。

(三) 其他

帕金森病早期患者尚需鉴别原发性震颤。原发性震颤患者 1/3 有家族史,各年龄段均可发病,姿势性或动作性震颤为唯一表现,无肌强直和运动迟缓,饮少量红酒或用 β 受体阻断剂(如普萘洛尔)等后,震颤可显著减轻。

四、辅助检查

辅助检查主要针对排除其他疾病和鉴别诊断,包括血常规、血生化、电生理、神经影像。帕金森病患者的血、尿、大便及脑脊液常规检查均无异常。多数帕金森病患者的头颅磁共振影像正常。以下辅助检测阳性有助于鉴别帕金森病与非典型性帕金森综合征:存在嗅觉减退或丧失,或头颅超声显示黑质异常高回声(>20mm^2)或心脏间碘苄胍(metaiodobenzyl guanidine,MIBG)闪烁显像法显示心脏去交感神经支配。

(苏闻　武冬冬)

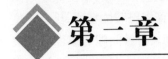

第三章

帕金森病的内科治疗

一、药物治疗基本原则

从出现典型的帕金森病运动症状、帕金森病确诊以后,药物治疗就开始进行并将伴随患者终身。作为帕金森病的首选和主要治疗,现有的抗帕金森病药物能改善症状,但不能阻止疾病发展,更不能治愈疾病,且可能带来药物相关的不良反应和运动并发症。因此,治疗既要立足于当前,也需要长远管理,以达到长期获益。目前,专业的帕金森病治疗指南建议,用药原则以有效改善症状、提高工作能力和生活质量为目标。一经诊断,就可以开始治疗。应坚持"剂量滴定",以避免产生药物的急慢性不良反应,力求实现"以最小剂量达到满意临床效果"。治疗要遵循循证医学证据,也应强调个体化特点,不同患者的用药选择需要综合考虑患者的临床分型(震颤为主,还是以强直少动为主)和疾病严重度分级、非运动症状情况、有无认知障碍、发病年龄、就业状况、社会家庭角色、共病情况、药物可能的不良反应、患者意愿、经济承受能力等因素,尽可能减少药物之间的相互作用及不良反应,避免、推迟运动并发症的出现。

二、常用药物及作用机制

我们临床上常说的治疗或抗帕金森病药物指的是改善帕金森病运动障碍(运动症状及运动并发症)的药物,不包括治疗帕金森病复杂非运动症状的药物。在这些改善运动症状的药物中,根据作用机制又分为多巴胺能药物和非多巴胺能药物。前者包括左旋多巴、多巴胺受体激动剂、酶抑制剂(抑制左旋多巴及多巴胺分解);后者包括 N-甲基-D-天冬氨酸(N-methyl-D-aspartate,NMDA)受体拮抗剂和乙酰胆碱能拮抗剂等,它们主要通过调节其他神经递质与多巴胺能的平衡来起作用。

(一)帕金森病的神经递质障碍及药物作用机制

1. 多巴胺的生物合成及代谢　　正常生理情况下,人体内的多巴胺来自血液中的酪氨酸,经酪氨酸羟化酶作用成为多巴(二羟基丙氨酸),多巴经脱羧酶催化成为多巴胺,多巴胺能神经末梢中的囊泡是贮存多巴胺的场所,更新速度较快。当神经冲动传达到多巴胺能神经元时,释放入突触间隙的多巴胺与突触后膜上的多巴胺受体结合,产生生理效应。约有 3/4 的多巴胺重新被突触前膜所摄取,摄入细胞质后进入囊泡贮存、再利用。除了被突触前膜和囊泡重摄取的多巴胺外,其余的大都遭到酶促降解而灭活。单胺氧化酶(monoamine oxidase,MAO)和儿茶酚 –O– 甲基转移酶(catechol–O–methyltransferase,COMT)是催化儿茶酚胺分解的两种主要的酶,它们不仅存在于神经组织内,而且广泛地分布于非神经组织。脑内多巴胺的代谢产物主要是 3– 甲氧基 –4– 羟基苯乙酸(homovanillic acid,HVA,又名同型香草酸)(图 3-1)。

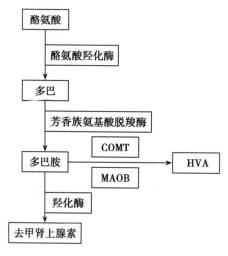

图 3-1 多巴胺的合成及代谢

2. **抗帕金森病药物作用机制** 各种药物的作用机制不同。

(1) 复方左旋多巴:直接补充不足的神经递质,含左旋多巴及外周脱羧酶抑制剂(抑制左旋多巴在外周转化为多巴胺,提高脑内浓度),脑内的多巴在多巴脱羧酶催化下转化为多巴胺,补充到神经轴突的囊泡里,在神经冲动到达时,囊泡释放多巴胺到突触间隙,结合突触后膜的多巴胺受体而发挥生理作用。

(2) 多巴胺受体激动剂:作为配体直接结合突触后膜的多巴胺受体而产生效应。酶抑制剂包括单胺氧化酶 B 型抑制剂和儿茶酚 –O– 甲基转移酶抑制剂(catechol-O-methyltransferase inhibit,COMTI),抑制相应的酶的作用,减少多巴在外周和脑内的转化及降解,从而提高突触间隙多巴胺浓度,延长作用时间。

(3) N– 甲基 –D– 天门冬氨酸(NMDA)受体拮抗剂金刚烷胺和乙酰胆碱能

拮抗剂:如盐酸苯海索主要起平衡神经递质的作用,也可能有促进囊泡释放、改善受体功能等作用。

(二) 多巴胺能药物

1. 复方左旋多巴制剂

(1) 药代动力学:左旋多巴(levodopa,LD)在小肠上段吸收,广泛分布于各种组织。口服后 1~2h 血浆浓度达高峰,半衰期 1~3h。左旋多巴的吸收受胃排空时间、胃液 pH 以及小肠黏膜分解酶的接触时间影响,所以餐后吸收减慢,高蛋白饮食可以使血浆峰浓度下降 30%。左旋多巴在外周经多巴脱羧酶(dopa decarboxylase,DDC)作用成为多巴胺,或经儿茶酚 -O- 甲基转移酶(COMT)作用代谢为 3- 羟甲基多巴。多巴胺不能通过血脑屏障,外周过多多巴胺及其代谢物是左旋多巴类药物多数不良反应的根源。如果没有酶抑制剂,仅 1% 的外周左旋多巴进入脑内,左旋多巴进入脑内以后,经多巴脱羧酶的作用成为多巴胺,直接补充不足的多巴胺神经递质(图 3-2)。

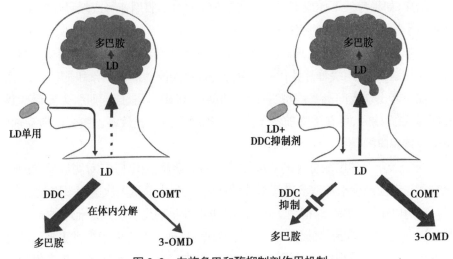

图 3-2　左旋多巴和酶抑制剂作用机制

注:左图(单用 LD),外源性左旋多巴在外周经多巴脱羧酶作用成为多巴胺,不能通过血脑屏障,另一部分经 COMT 的作用而降解,最终进入脑内的左旋多巴不足 1%。右图(LD 联合 DDC 抑制剂),在应用外周脱羧酶抑制剂苄丝肼或卡比多巴后,进入脑内的左旋多巴大大增多;左旋多巴经 COMT 的降解作用增强,如果同时应用 COMTI,多巴胺的生物利用度大为提高。
LD:左旋多巴;3-OMD:3-O 甲基多巴;COMT:儿茶酚 -O 甲基转移酶;DDC:多巴脱羧酶。

(2) 常用剂型和药物选择:临床使用左旋多巴复合制剂,即联合了外周脱羧酶抑制剂的左旋多巴,或再联合儿茶酚 –O– 甲基转移酶抑制剂(COMTI)。左旋多巴是目前为止最有效的缓解帕金森病运动症状的药物。左旋多巴对运动不能的效果最好,对静止性震颤和僵直的缓解也比较明显,对姿势步态障碍的改善则相对较弱。左旋多巴对中线症状、晚期的平衡障碍效果不佳。

国内常用的剂型有:①多巴丝肼(美多巴),含左旋多巴 200mg 和苄丝肼 50mg,为普通剂型,快速吸收利用,可分为 4 份或碾碎服用,方便调整剂量;②卡左双多巴缓释片(息宁),含左旋多巴 200mg 和卡比多巴 50mg,为缓释剂型,掰成两半服用仍可保持缓释效果,如果碾碎或嚼碎服用,则相当于速释剂型;③恩他卡朋双多巴片(Ⅱ)(达灵复),含左旋多巴 100mg、卡比多巴 25mg 和恩他卡朋 200mg,是在速释型卡左双多巴基础上加外周 COMTI 恩他卡朋,后者抑制左旋多巴在外周的降解。

左旋多巴的缓释剂在人体中不能被完全吸收,需给予高出普通剂量 20%~30% 的剂量方能达到与普通制剂相当的临床疗效。因为缓释剂随时间推移到达大脑的速度更加缓慢,每片缓释剂的最大临床疗效通常比速释制剂更小。这个特点不利于评估刚刚开始治疗的患者疗效。因此,推荐采用速释制剂开始治疗,如果疗效不佳或不耐受可转换为缓释片。服用速释或缓释片数年后,两者似乎均可维持相似的症状控制水平。

在帕金森病出现疗效减退以后,患者日常的服药次数不足以维持全天的良好症状控制,适当用缓释片替代一部分速释剂可能改善剂末现象和"开-关"现象。在患者出现夜间翻身困难、夜间活动困难、睡眠障碍、晨起肌张力障碍或晨起明显"关"期时,可在临睡前给予左旋多巴缓释片或长效多巴胺受体激动剂,可能改善相应的症状。

由于卡左双多巴缓释片的非线性药代动力学及蓄积作用,对明显异动的帕金森病患者应减少卡左双多巴缓释片的使用,改为小剂量多次服用多巴丝肼。

《中国帕金森病治疗指南》(第 3 版)也推荐早期患者使用恩他卡朋双多巴片(Ⅱ)(达灵复),该药为速释剂型,额外增加的恩他卡朋有助于提供更平稳的血药浓度和更长的单剂作用时间。在患者出现剂末现象后,可以考虑将多巴丝肼或卡左双多巴缓释片改为恩他卡朋双多巴片,有助于延长"开"期,缩短"关"期。

(3)用法和用量

1)多巴丝肼

起始剂量:治疗应从小剂量开始,如多巴丝肼 1/4 片,每日 2 次起始,一般每日需服药 3~4 次。推荐在餐前 1h 或餐后 1.5~2h 服用,以减少食物尤其是蛋白质食物对左旋多巴吸收的影响(左旋多巴与氨基酸的吸收利用为竞争性)。有些患者可能出现胃部不适感,可以先吃少量碳水化合物或短期服用多潘立酮。

剂量调整:理想的状态是以最小剂量达到最佳控制。根据患者的病情(运动症状严重程度)及对药物的反应,逐渐增加剂量。每次调整最小间隔 3~5d,每次调整日剂量 1/4 片,直至疗效满意。药物的效应可能在 2 周以后才完全显现。对于老年患者(>70~75 岁)或伴有痴呆的患者,由于他们对精神症状不良反应的易感性增加,应以更低的起始剂量和更缓慢的剂量调整探索最佳剂量。

常用剂量:不同患者的最低有效剂量各有不同。对于初始治疗的患者(以左旋多巴计量),可能 100mg/d 就足够改善症状。在用药之初(蜜月期),推荐左旋多巴的有效日剂量为 150~400mg,绝大部分原发性帕金森病患者能够体验到明显的治疗效果。若给予左旋多巴超过 600mg/d,且能排除吸收障碍,患者仍完全无反应或症状改善微弱,则提示最初的诊断可能有误,应考虑继发性帕金森综合征或帕金森叠加综合征。

2) 卡左双多巴缓释片:在转换或添加卡左双多巴缓释片时,以 1/2 片(含左旋多巴 100mg)作为一个基本单位进行增减。根据用途不同,可能在睡前服用 1/2~1 片(改善夜间症状);或在日间服用(改善剂末现象),可与多巴丝肼合用或单独服用,每日可 2~4 次,仍需注意食物尤其是蛋白质食物对药效的影响。

3) 恩他卡朋双多巴片:每片含左旋多巴 100mg,较 1/2 片多巴丝肼的药效略强,服药量和方法基本可参照多巴丝肼。

(4) 不良反应:恶心、嗜睡、头晕和头痛是复方左旋多巴制剂较为常见的治疗早期不良反应,常常轻微,在未经治疗的患者中进行左旋多巴负荷试验时可能出现,一般可同服多潘立酮进行预防。左旋多巴更严重的不良反应(主要出现在年龄较大的患者中)可能包括意识模糊、幻觉、妄想、激越和精神错乱。老年患者可能出现血压下降、诱发或加重直立性低血压,这一不良反应较多巴胺受体激动剂明显要轻。左旋多巴过量致死的报道罕见。

恶性综合征:骤然停服左旋多巴制剂可能导致"恶性综合征"的发生,表现为持续高热、肌肉强直、震颤、木僵、缄默、构音障碍、吞咽困难、意识障碍、自主神经功能紊乱、严重心血管症状,实验室检查可提示白细胞增高、肌酸激酶增高(常为正常值 4 倍以上)、肌红蛋白增高、代谢性酸中毒、缺氧、血清铁浓度下降、儿茶酚胺水平增高,脑电图提示与代谢性脑病一致的弥漫性慢波。治疗以对症支持为主,及时补充复方左旋多巴、多巴胺受体激动剂、金刚烷胺等药,苯二氮䓬类及肌松剂是重要的治疗药物。

大量患者在开始左旋多巴治疗数月至数年后出现左旋多巴诱导的并发症(运动并发症),包括疗效减退或运动波动(包括剂末现象和"开 - 关"现象)、异动症等(详见第五章)。

> **要点提示:**左旋多巴是改善帕金森病运动症状效果最显著的药物,应从小剂量开始治疗,遵循个体化原则调整用量,争取"以最小剂量获得满意临床疗效"。服用左旋多巴时应该尽量避免食物尤其是蛋白质食物的影响。

2. **多巴胺受体激动剂(DA)**　是一类合成药物,包括麦角类和非麦角类,可直接刺激多巴胺受体。前者由于心脏瓣膜和腹膜纤维化的不良反应已退出临床。目前常用的制剂有吡贝地尔缓释片(泰舒达)、盐酸普拉克索片(森福罗)、盐酸罗匹尼罗缓释片(力备)和罗替高汀贴片(优普洛)。DAs 半衰期较长,有助于提供"持续的多巴胺能刺激",已经有相当多的研究支持 DAs 在预防和治疗帕金森病运动并发症方面的价值,尤其是每日使用 1 次的缓释剂型(普拉克索缓释片和罗匹尼罗缓释片)和透皮贴片(罗替高汀贴片)应用前景更佳。普拉克索还是《中国帕金森病治疗指南》(第 3 版)推荐的治疗 PD 抑郁的药物。各种 DA 作用的比较研究发现,它们之间的差异无统计学意义,或仅有微弱差异。在使用一种 DA 后,如果临床症状改善不足,或出现难以接受的不良反应,可以换用另一种 DA,多数情况下可有较好临床反应。换药时可以对新品种 DA 从小剂量逐渐调整到最佳剂量,更多推荐根据"左旋多巴等效剂量",将原 DA 的剂量换算为新品种 DA 的剂量直接替换,再根据患者的反应做剂量调整。

(1)用法和用量:DAs 受食物影响很小,为减少胃肠道不良反应,可在餐后服药,适应后可选择任意合适时间,或与其他药物同服。在维持治疗时,DAs 通常需要每日给药 3 次(缓释剂型每日 1 次)。

1)盐酸普拉克索:本药起始剂量通常为 0.125mg/ 次,1 日 3 次。应逐渐加大剂量,每 7 日加量 1 次,每剂增加 0.125mg。1.5~4.5mg 的日总剂量可使多数患者的症状得以控制。中国人群试验显示,1.5~2.25mg/d 有明显临床疗效而不良反应轻微。普拉克索缓释片 0.75mg/ 片,推荐晚上一次服药,与相同日剂量的普通片疗效相当,患者服用更方便,依从性更好。

2)盐酸罗匹尼罗:本药起始剂量通常为 1 次 0.25mg,1 日 3 次。应逐渐加大剂量,每剂增加 0.25mg,每周加量 1 次,持续 4 周,增量至日总量 3mg。这个剂量可使多数患者症状开始改善。第 4 周后,罗匹尼罗每周的日剂量增加 1.5mg,直至达最大日总剂量 24mg,通常在 12~16mg 的日剂量范围达到疗效。

罗匹尼罗缓释片服用方便且可以避免血药浓度剧烈波动,有多种剂量,初始服用 2mg/ 片,每日 1 次,每周增加 2mg,直到达到稳定改善的剂量。在国外的研究中,罗匹尼罗日均剂量 18.8mg;在中国晚期 PD 试验中,罗匹尼罗日均剂量为 11.4mg。

3) 吡贝地尔缓释片:本药为 50mg 缓释片,不建议掰开或碾碎服药。起始剂量 50mg,早餐或晚餐后服药,每周可增加服药 1 次,直至每日 3 次,推荐有效剂量为 150~250mg/d。年龄较大或胃肠道反应明显者可每日服药 1~2 次,每次 50mg。餐前服多潘立酮有助于缓解恶心、呕吐等不适反应。

4) 罗替高汀贴片:本药非胃肠给药,24h 持续稳定释放,实现持续多巴胺能给药,有效改善 PD 运动并发症。国内有 4 种规格,按照释药量计算,为 2mg/ 片、4mg/ 片、6mg/ 片和 8mg/ 片。使用时无须考虑进餐时间,但应注意每日同一时间使用,需要贴在推荐部位皮肤上保留 24h。贴片的部位在 14d 内不应重复。早期患者初始剂量 2mg/d,可以每周增加 2mg/d,评估症状改善情况及相应的不良反应,直至达到最佳剂量,一般有效剂量为 6mg/d,推荐最大剂量为 8mg/d。对于伴有症状波动的患者,起始剂量 4mg/d,每周增加 2mg/d,多数患者有效剂量为 8mg/d,最大剂量 16mg/d。罗替高汀贴片可能导致与 DAs 相似的不良反应,此外,可能引起贴药局部皮肤红斑、瘙痒等症状,多数无须处理。

(2) 不良反应及处理:DAs 引起的不良反应与左旋多巴相似,包括恶心、呕吐、困倦、直立性低血压、意识模糊和幻觉。直立性低血压成为晚期帕金森病保持行走能力的一大瓶颈,DAs 是导致医源性直立性低血压的主要因素之一,而餐后低血压可能加剧了这一问题,所以调整服药时间成为停止或替换 DAs 治疗前的选项。外周性水肿常见于长期使用 DAs 的患者,以足部、小腿为显著,有可能经过数月自行缓解,穿弹力袜可减轻。Meta 分析表明,接受 DAs 治疗的患者比接受左旋多巴治疗的患者更可能出现水肿、嗜睡、便秘、头晕、幻觉和恶心等不良反应,部分接受 DAs 治疗的患者可能因不良反应而中断治疗。DAs 的这些不良反应一般可通过较小的起始剂量和缓慢调整剂量来避免。不能耐受某一种 DA 的患者或许能够耐受另一种 DA。与所有的抗帕金森药物一样,年老患者及痴呆患者更易出现精神方面的不良反应,如幻觉、意识模糊、谵妄状态等。罗匹尼罗联合左旋多巴用于晚期帕金森病治疗时,异动症(13%~17.7%)显著较对照组高。

服用普拉克索的患者可能突然且毫无预兆地出现"睡眠发作",特别是当剂量超过 1.5mg/d 时。应告知患者(尤其是驾驶者或从事危险工作的人)日间"睡眠发作"的风险,并询问关于可能增加困倦危险的因素,如合用镇静药物、睡眠障碍、睡眠呼吸暂停以及增加普拉克索血药浓度的药物(如西咪替丁）。其他 DAs 较大剂量时也会出现"睡眠发作"的不良反应,需要警惕。

有证据表明,一些突然停用 DA 的帕金森病患者出现了"多巴胺受体激动剂戒断综合征"。其症状与阿片类药物戒断类似,包括焦虑、惊恐发作、抑郁、多汗、恶心、疼痛、疲劳、头晕及药物渴求。其他抗帕金森病药物(包括左旋多巴)难以治疗这些症状,唯一办法就是重新开始 DA 治疗。所以,患者教育非常重要,要告诫患者不可贸然停止或随意中断服药,如需停药,需要逆加药程序逐渐减量,最后停药。

多巴胺受体激动剂可降低催乳激素浓度,因此,使用这些药物的产后妇女有泌乳减少的可能性,哺乳期妇女禁用此类药物。

此外,DAs 还可能导致以下药物不良反应。

多巴胺能失调综合征(dopamine dysregulation syndrome,DDS):少数帕金森病患者出现对多巴胺能药物的强迫性使用。DDS 患者尽管面临日益严重的药物诱导性异动症(提示药物过多),但仍寻求增加多巴胺能药物的用量。DDS 可伴有以轻躁狂或躁狂性精神病为特征的周期性情感障碍、对提高多巴胺能药物剂量的情绪耐受(或烦躁不安)以及在剂量减少或撤药时出现的戒断状态。DDS 还可能伴随冲动控制障碍(见下文)和刻板行为,后者表现为复杂、持续时间很长、无目的性的重复动作。与服用左旋多巴相比,服用 DA 发生 DDS 更频繁。DDS 的易感因素包括发病年龄较小、追求新奇的个性特征、抑郁症状和酒精摄入。尽可能限制多巴胺能药物的剂量增加有助于减少 DDS,服用低剂量的喹硫平或氯氮平可能有益。

冲动控制障碍(impulsive control disorder,ICD):DAs 可能与冲动控制障碍有关,包括病理性赌博、性欲亢进 / 强迫性性行为、暴饮暴食、强迫性购物、过度消遣活动等。有研究报道,在使用 DAs 的患者中,ICD 的终身患病率为 13.7%。病理性赌博和性欲亢进与 PD 发病年龄较早和使用 DA 治疗存在关联,发病前已有 ICD 症状的病史是预测因素。仅接受左旋多巴单药治疗的患者很少出现 ICD。通过逐渐减量或中止 DA 治疗,ICD 症状可以缓解。在临床观察发现,使用金刚烷胺可能减少或消除患者的病态赌博。

要点提示:DAs 更适用于年轻发病者,早期可单用,对减轻震颤作用最显著,晚期可联合左旋多巴治疗,对疗效减退有明显作用。普拉克索有明确的抗帕金森病抑郁作用。DAs 改善症状程度仅次于左旋多巴。DAs 有一些特殊不良反应,如发作性睡眠、冲动控制障碍等,需要关注。

3. 儿茶酚 -O- 甲基转移酶抑制剂（COMTI）

（1）机制及适应证：COMTI 托卡朋（tasmar，国内未上市）和恩他卡朋（comtan）作为左旋多巴的添加治疗有效。单用 COMTI 无效，必须与一剂左旋多巴同时给药，可延长作用时间、增强左旋多巴药效。这些药物主要用于治疗左旋多巴疗效减退，尤其是剂末"关"期的运动波动患者。当用于不伴运动波动的患者时，恩他卡朋不能改善统一帕金森病评定量表（unified Parkinson's diease rating scale，UPDRS）运动评分，但可以改善一些生活质量指标。

恩他卡朋抑制 COMT，减弱左旋多巴在外周的甲基化作用，从而延长血浆中左旋多巴的半衰期，产生更稳定的左旋多巴血浆浓度，并且延长每剂左旋多巴的疗效。恩他卡朋可延长晚期 PD 每日"开"期 1~1.5h。使用 COMTI 可使左旋多巴日总剂量降低多达 30%。

（2）用法和用量：恩他卡朋的剂量为 200mg/ 片，与一剂左旋多巴同服，最多一日 8 剂。国内有尝试每次服 100mg，也有疗效，较 200mg 效果要弱。

（3）不良反应：恩他卡朋最常见的不良反应是由于多巴胺能刺激增加引起的，包括异动症、幻觉、意识模糊、恶心和直立性低血压。在添加 COMTI 之前或之后减少左旋多巴的剂量可以控制不良反应。约 5% 的患者出现对止泻药物反应不佳的腹泻。尿液变为橙色是常见的良性不良事件，无须处理。罕见发生肝酶增高。

> **要点提示**：COMTI 与左旋多巴联用可延长作用时间、增强药效、减少左旋多巴用量，对疗效减退的改善明显。恩他卡朋必须与左旋多巴同服。症状改善程度次于 LD 和 DA。

（4）单胺氧化酶 B 型抑制剂：国内常用的单胺氧化酶抑制剂包括司来吉兰和雷沙吉兰。司来吉兰是一种选择性单胺氧化酶 B（MAO-B）抑制剂，是温和有效的帕金森病对症治疗药物，可能具有潜在的神经保护特性。动物模型试验显示，选择性 MAO-B 抑制剂雷沙吉兰有神经保护特性；人体临床试验显示，该药对帕金森病运动症状有效和神经保护的特性。

1）适应证：多项 meta 分析显示，MAO-B 抑制剂对帕金森病运动症状有温和疗效。与对照组相比，MAO-B 抑制剂组对额外左旋多巴的需求减少，发生运动波动的现象有轻度减少。对晚期患者，MAO-B 抑制剂可能延长"开"期，但对异动症无效；可能加快步速、减少步态冻结、延缓姿势步态障碍的进展。

2）用法和用量：司来吉兰的剂量为一次 5mg，一日 1~2 次，第二剂在中午给药以避免失眠。雷沙吉兰 1mg，每日 1 次。

3）不良反应及处理：恶心和头痛与使用 MAO-B 抑制剂有关，司来吉兰或其代谢物苯丙胺可致失眠。司来吉兰常引起老年患者意识模糊，可能增加左旋多巴诱导的不良反应，如异动症和精神病性症状。司来吉兰与三环类抗抑郁药或选择性 5- 羟色胺再摄取抑制剂（selective serotonin reuptake inhibitors，SSRI）合用，极少数患者会发生严重的不良反应（5- 羟色胺综合征）。药物说明书或各种指南都警告不宜将司来吉兰与三环类抗抑郁药或 SSRI 合用，尤其是氟西汀，在停服氟西汀 5 周以后才可使用 MAO-B 抑制剂。一般认为，常规剂量舍曲林、艾司西酞普兰、西酞普兰、帕罗西汀（每日 1 片）与不高于 10mg 司来吉兰合用是安全的。5- 羟色胺综合征是中枢神经系统和外周受体被 5- 羟色胺过度激活的结果，包括精神状态改变、自主神经功能亢进和神经肌肉异常的临床三联征，临床表现可以是轻微病例的震颤和腹泻、重症病例的谵妄、神经肌肉强直和高热，进而威胁生命。及时诊断、中止用药并积极对症治疗一般能很快稳定病情，苯二氮䓬类和 5- 羟色胺（5-hydroxytryptamine，5-HT）2A 受体激动剂赛庚啶对于改善病情作用显著。

> **要点提示**：MAO-B 抑制剂目前被认为有潜在神经保护作用，有温和的症状改善作用，可能延长"开"期，对步态障碍和平衡障碍可能有效。雷沙吉兰的症状改善较为明显。

（三）非多巴胺能药物

1. 金刚烷胺

（1）作用机制：金刚烷胺是经典的抗病毒药，具有轻度的抗帕金森病作用。其作用机制研究认为它有促进多巴胺释放、抑制突触后膜多巴胺再摄取（增加突触间隙多巴胺浓度）、刺激多巴胺受体的作用，并且可能有中枢抗胆碱能作用。金刚烷胺具有 N- 甲基 -D- 天门冬氨酸（NMDA）受体拮抗剂的特性，可能通过抑制基底节区过多的谷氨酸能神经传递、改善递质平衡来发挥作用。

（2）适应证：早期非对照临床试验表明，2/3 接受金刚烷胺单药治疗患者的运动不能、肌强直和震颤得到改善。随后的对照研究证实，对于运动不能和肌强直，金刚烷胺较抗胆碱能药物更有效。在一些患者中，金刚烷胺的效果似乎是短暂的，疗效可能在 9~12 个月后衰退。但近期的伴异动症患者的对照试验显示，服用金刚烷胺的异动症患者在停药后异动症显著加重。这说明金刚烷胺具有长期抗异动症疗效。最新的金刚烷胺缓释剂的研究再次证实了其改善异动症的作用。轻症患者最好是短期单药使用，在使用左旋多巴时添加金刚烷胺几乎没有额外的运动改善作用。对晚期患者,金刚烷胺可以减轻左旋多巴诱导的异动症和运动波动的强度,对部分患者的步态冻结现象也可能有益。

(3) 用法和用量:金刚烷胺的推荐剂量为 200~300mg/d,分 2~3 次服,最后一次服药应在下午 4 点以前,以减少对睡眠的影响。

(4) 不良反应:外周不良反应包括网状青斑和踝部水肿,很少严重到限制治疗。意识模糊、幻觉和梦魇偶有发生。金刚烷胺以原形从尿中排泄,肾衰竭患者应慎用。

要点提示:金刚烷胺可早期单用改善症状,或用于晚期患者改善异动症。

2. 抗胆碱能药

(1) 作用机制:正常情况下,多巴胺和乙酰胆碱在基底节处于电化学平衡状态。而在帕金森病中,多巴胺的消耗使其处于胆碱能敏感状态,因此胆碱能药物会加重帕金森病运动症状,而抗胆碱能药物可促进神经递质的平衡从而改善帕金森症状。

(2) 适应证:中枢型抗胆碱能药(如盐酸苯海索和苯扎托品)已经在帕金森病的治疗中使用了多年且将继续发挥作用。对于年龄小于 70 岁、有难以忍受的震颤、不伴明显运动不能及步态障碍的患者,抗胆碱能药物作为单一疗法是最有价值的。对于经左旋多巴或 DAs 治疗仍有明显静止性震颤的晚期帕金森病患者,抗胆碱能药也可能有效。

(3) 用法和用量:国内常见的盐酸苯海索剂量为 2mg/ 片,起始剂量为一次0.5~1mg,1 日 2 次。逐渐加量,最大至 1 次 2mg,1 日 3 次。

(4) 不良反应:抗胆碱能药不良反应较普遍,老年患者和认知受损的患者特别容易出现记忆损害、意识模糊和幻觉,外周抗毒蕈碱受体的不良反应包括口干、视物模糊、便秘、恶心、尿潴留、出汗减少和心动过速。有已知前列腺肥大或闭角型青光眼的患者慎用。抗胆碱能药物停药时应逐渐减量,以避免出现戒断症状,表现为帕金森病的急性加重,甚至可能在疗效不太明显的患者中发生。

要点提示:抗胆碱能药物的主要价值在于改善顽固性震颤。

(四) 抗帕金森病药物的"左旋多巴等效剂量"

不同的改善帕金森病运动症状的药物,在适当的剂量下对运动症状的改善程度可能相当,例如 1mg 的普拉克索对患者运动症状的改善大致和 1/2 片多巴丝肼相当,所以 1mg 普拉克索的左旋多巴等效剂量(levodopa equivalent daily dosage,LEDD)就是 100mg。大量临床试验和经验总结归纳出各种药物的 LEDD,见表 3-1。

表 3-1 左旋多巴等效剂量,相当于 100mg LD 的各种药物剂量

药物	多巴丝肼 /(200·50mg^{-1})	卡左双多巴缓释片 /(200·50mg^{-1})	恩他卡朋	普拉克索	吡贝地尔	罗匹尼罗	罗替高汀	司来吉兰	金刚烷胺
剂量 /mg	100	133.3	LD × 0.33	1	100	6	4	10	100

注:以左旋多巴作为计算标尺,1/2 片多巴丝肼含 100mg 左旋多巴;2/3 片卡左双多巴缓释片改善症状的作用与之相当;服用恩他卡朋后,药效增加 1/3,该顿所服左旋多巴剂量的 4/3 是该次服药的 LEDD;而司来吉兰和金刚烷胺的等效剂量有争议,他们可能没有那么高的等效剂量(症状改善作用被高估)。

抗帕金森病药物临床价值总结见表 3-2。

表 3-2 抗帕金森病药物临床价值总结

药物分类	药物	单药治疗	联合治疗	预防运动波动	预防异动症	治疗运动波动	治疗异动症	不良反应
复方左旋多巴	多巴丝肼	+		–	–		+	运动并发症,恶性综合征
	卡左双多巴缓释片	+		–	–	证据不足		运动并发症,恶性综合征
非麦角类 DA 受体激动剂	普拉克索	+	+	+	+	+	证据不足	ICD,戒断综合征,DDS
	普拉克索缓释片	+	+			+		ICD,戒断综合征,DDS
	罗匹尼罗	+	+	证据不足	+	+		ICD,戒断综合征,DDS
	罗匹尼罗缓释片	±	+			+		ICD,戒断综合征,DDS
	吡贝地尔	+	+			证据不足		ICD,戒断综合征,DDS
MAOBI	司来吉兰	+	证据不足	证据不足	–	证据不足		5- 羟色胺综合征
	雷沙吉兰	+	+			+		
COMTI	恩他卡朋	–					+	异动症
抗胆碱能	苯海索	±	±					戒断症状
NMDA 拮抗剂	金刚烷胺	±	±				+	

注:本表为基于循证医学证据的抗 PD 药物总结(根据 2018 年 MDS 的推荐)。

单药治疗:症状性单药治疗;联合治疗:早期或稳定患者的合并用药(与复方左旋多巴联合治疗)。

根据循证医学证据的结论:+:有效;–:无效;±:可能有效;证据不足:有研究报道有效,但证据级别不够达到推荐;空白:无相应研究。

ICD:冲动控制障碍;DDS:多巴胺能失调综合征。

三、帕金森病早期治疗

根据临床症状严重程度的不同,可以将帕金森病的病程分为早期和中晚期,即将 Hoehn–Yahr 1~2.5 级定义为早期,Hoehn–Yahr 3~5 级定义为中晚期。对帕金森病进行早期干预治疗,可以有效延缓疾病进展,缓解运动和非运动症状,提高患者的生活质量。

(一)及早启动治疗的意义

在帕金森病早期,多巴胺神经元和多巴胺神经递质已经减少到正常人的30%,开始出现相应临床症状。在以前的国内外帕金森病治疗指南中,早期帕金森病患者生活或工作受到影响时,才建议给予早期药物治疗。然而,许多随机、双盲及随机对照试验研究表明,帕金森病发病 1 年内未给予早期干预的患者 UPDRS 量表运动症状评分下降明显,可达 8~14 分。目前认为,一旦诊断应早期干预尝试延缓临床进展、改善患者的运动症状和非运动症状、维持患者日常生活、防止运动并发症的发生和药物不良反应。尽管对于何时开始左旋多巴等药物治疗目前仍存在争议,但最新的 MDS 指南和《中国帕金森病治疗指南》(第 3 版)均推荐对帕金森病进行早期治疗,包括药物治疗和非药物治疗。早期给予外源多巴胺药物能够减少黑质残存多巴胺能神经元过量产生内源性多巴胺,从而减少氧化应激和残存多巴胺能神经元细胞死亡的危险。

(二)早期治疗的策略

1. **药物治疗和非药物治疗相结合**　早期治疗可以分为非药物治疗(包括认识和了解疾病、补充营养、加强锻炼、坚定战胜疾病的信心以及社会和家人对患者的理解、关心与支持)和药物治疗。

2. **个体化起始用药选择**　早期帕金森病患者的药物治疗方案取决于多种因素,如患者年龄、职业、生活方式、运动症状的特点及是否合并非运动症状。

3. **单药治疗和联合用药**　一般疾病初期多给予单药治疗,但也可采用优化的小剂量多种药物(体现多靶点)联合应用,力求达到疗效最佳、维持时间更长而运动并发症发生率最低的目标。

4. **对症治疗和疾病修饰相结合**　治疗药物包括疾病修饰治疗药物和症状性治疗药物。疾病修饰治疗的目的是延缓疾病的进展。

(三)首选药物治疗原则

1. **早发型患者**　在不伴有智能减退的情况下,可有如下选择:①非麦角类多巴胺受体(DR)激动剂;② MAO-B 抑制剂;③金刚烷胺;④复方左旋多巴;⑤复

方左旋多巴 + COMTI。首选药物并非按照以上顺序,需要根据不同患者的具体情况选择不同方案。若遵照美国、欧洲的治疗指南应首选方案①、②或⑤;若患者由于经济原因不能承受高价格的药物,则可首选方案③;若因特殊工作之需,力求显著改善运动症状,或出现认知功能减退,则可首选方案④或⑤;也可在小剂量应用方案①、②或③的同时小剂量联合应用方案④。对于震颤明显而其他抗帕金森药物疗效欠佳的情况,可选用抗胆碱能药,如苯海索(benzhexol)。

2. **晚发型或有伴智能减退的患者** 一般首选复方左旋多巴治疗。随着症状的加重,疗效减退时可添加 DR 激动剂、MAO-B 抑制剂或 COMTI 治疗。尽量不应用抗胆碱能药物,尤其针对老年男性患者,因其具有较多的不良反应。

(四) 具体用药

1. **早发型不伴认知功能障碍的患者用药** 可有如下选择:

(1) 单一药物起始治疗:可选用多巴胺受体(DR)激动剂、单胺氧化酶 B 型(MAO-B)抑制剂、复方左旋多巴制剂、金刚烷胺或抗胆碱能药物起始治疗。

1) 多巴胺受体(DR)激动剂:目前常用的为非麦角类 DA 受体激动剂,包括盐酸普拉克索片(0.25mg、1mg)、普拉克索缓释片(0.375mg、0.75mg)、吡贝地尔缓释片(50mg)、盐酸罗匹尼罗片(0.5mg)、罗匹尼罗缓释片(2mg、4mg、8mg)及罗替戈汀缓释贴片等。此类药物的使用按照小剂量起始的原则,逐渐增加到治疗满意的剂量,能强效控制运动症状,尤其是减轻震颤作用最显著,因其具有更长的作用持续时间,符合持续的多巴胺能刺激的理念,在预防和控制运动并发症方面具有一定的作用,受到国际及中国帕金森病治疗指南的推荐。有报道也认为,它们具有一定的神经保护作用,可能延缓疾病进展。对于以震颤为主起病的早期患者,此类药物是理想的单药起始治疗首选药物之一。

2) 单胺氧化酶 B 型(MAO-B)抑制剂:常用的包括盐酸司来吉兰片(5mg)和雷沙吉兰片(1mg),是选择性单胺氧化酶(MAO)-B 抑制剂,有温和的症状改善作用,可能具有潜在的神经保护特性。有报道认为其可以改善运动波动,延长 "开" 期,对步态障碍和平衡障碍可能有效。雷沙吉兰的症状改善较为明显。可以作为中晚期患者的添加治疗优选。对于症状轻微或以姿势平衡及步态障碍起病的患者,此类药物是理想的单药起始治疗首选药物之一。

3) 复方左旋多巴制剂:常用的包括多巴丝肼(含左旋多巴 200mg 和苄丝肼 50mg)、卡左双多巴缓释片(含左旋多巴 200mg 和卡比多巴 50mg)、恩他卡朋双多巴片(Ⅱ)(含左旋多巴 100mg、卡比多巴 25mg 和恩他卡朋 200mg),是在速释型卡左双多巴基础上加外周 COMTI 恩他卡朋,后者抑制左旋多巴在外周的降解。左旋多巴是目前为止最有效的缓解帕金森病运动症状的药物,应从小剂量开始治疗、遵循个体化原则调整用量,争取"以最小剂量获得满意临床疗效"。左旋多巴能有效改善运动不能,明显缓解静止性震颤和僵直、少动等临床症状,对姿势步态障碍的改善则相对较弱,对中线症状和平衡障碍的治疗效果欠佳。对于以僵直、少动起病或对其他抗帕金森病药物反应不佳的早期患者,复方左旋多巴制剂起始治疗也是非常理想的选择。

4) 金刚烷胺:盐酸金刚烷胺片(100mg)因能促进多巴胺释放、抑制突触后膜多巴胺再摄取、刺激多巴胺受体及可能的中枢抗胆碱能作用,具有轻度的改善帕金森病症状的作用,能改善患者的运动不能、肌强直和震颤,但疗效可能在 9~12 个月后衰退,对于运动不能和僵直症状改善作用介于复方左旋多巴制剂和抗胆碱能药物之间,临床上可根据患者的经济状况和症状类型,作为单药首选治疗的有效补充方案之一。

5) 抗胆碱能药物:常用中枢型抗胆碱能药物有盐酸苯海索片(2mg)。抗胆碱能药物通过中枢抗胆碱作用促进与多巴胺等神经递质的平衡,从而改善帕金森病症状,尤其是震颤。对于年龄小于 70 岁、没有认知功能障碍、震颤为主、不伴明显运动不能及步态障碍的患者,抗胆碱能药物可以作为单药起始治疗的方案之一。

(2) 联合药物起始治疗:根据患者临床症状、对药物的反应情况、对控制症状的要求及患者经济情况等综合因素,可选用多巴胺受体激动剂、单胺氧化酶 B 型抑制剂、儿茶酚 –O– 甲基转移酶抑制剂(COMTI)、金刚烷胺或抗胆碱能药物与复方左旋多巴制剂小剂量联合治疗。这种"鸡尾酒"式疗法因每个药物使用剂量小、药物之间相互协同、长效与短效制剂相互补充,可最大限度地发挥治疗作用、减轻不良反应,以达到强效控制症状、提高生活质量、预防和延迟运动并发症的发生、延缓病情进展的作用。这种疗法也是目前被广为接受的起始治疗方案。

2. 晚发型或有伴智能减退患者治疗方案　左旋多巴耐受性好,半衰期短。老年起病的患者左旋多巴诱发的运动并发症比年轻患者相对较少。对于晚发型或伴有智能减退的患者,一般首选复方左旋多巴起始治疗,剂量尽可能控制在 200mg/d 以内;也可以根据患者共病情况,个体化选择添加 DR 激动剂、MAO–B 抑制剂、金刚烷胺或 COMTI 治疗,给予"鸡尾酒式"疗法,改善临床症状,提高生活质量。当然,随着疾病的进展,左旋多巴疗效的减退,也可以在左旋多巴单药起始治疗基础上添加 DR 激动剂、MAO–B 抑制剂、金刚烷胺或 COMTI 治疗,采取小剂量联合治疗,最大限度地减轻不良反应,改善运动不能、震颤、僵直等,提高患者生活自理能力(图 3-3)。

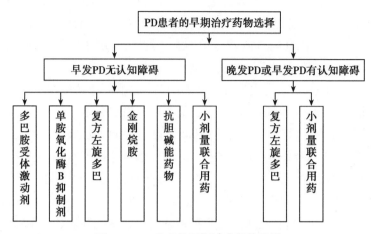

图 3-3　PD 患者的早期治疗药物选择

注:复方左旋多巴:旋多巴与苄丝肼、卡比多巴或 COMTI 的复合制剂。

小剂量联合用药:复方左旋多巴与 DAs、MAOBI、金刚烷胺或抗胆碱能药物的联合。

(五) 其他早期治疗

目前,临床上可能有疾病修饰作用的药物主要包括单胺氧化酶 B 型(MAO-B)抑制剂和多巴胺受体(DR)激动剂等,但其效果尚无定论。帕金森病早期患者联合使用左旋多巴与多巴胺激动剂能够取得良好的临床效果,并且可降低药物使用剂量,减少相关不良反应。帕金森病的非药物治疗,将在后述章节中加以细述。

> **总　结**:帕金森病的早期治疗没有固定模式,因为不同患者的症状可能会存在差别,对治疗的敏感度也存在一定差异。不同患者的治疗需求不同,同一患者在不同阶段的治疗需求也不尽相同。相关指南可能适用于一般规律,在临床实际应用中需要综合考虑多方面因素,治疗方案应因人而异,个体化治疗,结合临床医生自己的治疗经验,既遵循指南,又体现个体化原则,以期达到理想的治疗效果。

四、帕金森病中晚期治疗

Hoehn-Yahr 3~5 级被定义为帕金森病中晚期。这个阶段的帕金森病临床表现极其复杂,既有疾病本身的进展,也有药物不良反应或非运动症状的因素参与其中。

（一）中晚期治疗的内容和原则

此期患者总的治疗原则是全面的综合管理。但是，中晚期的症状和问题较为复杂，因此需要重点关注可治性问题和对生活质量有明显影响的问题，如运动并发症、平衡障碍、非运动症状等。干预手段包括合理调整用药、手术（脑深部电刺激术）、康复疗法。必要的人文关怀（如心理干预和缓和医疗等）也值得重视和提倡。

（二）中晚期治疗的内科治疗策略

中晚期患者常见问题应对策略如下。

1. 运动并发症的治疗

（1）剂末现象：①不增加复方左旋多巴的每日总剂量，而适当增加每日服药次数，减少每次服药剂量（以仍能有效改善运动症状为前提），或适当增加每日总剂量（原有剂量不大的情况下），每次服药剂量不变，而增加服药次数；②由常释剂换用控释剂以延长左旋多巴的作用时间，更适宜在早期出现剂末恶化的 PD 患者，尤其在发生夜间时为较佳选择，剂量需增加 20%~30%；③加用长半衰期 DR 激动剂，需要提醒的是，临床上常遇见已用 DR 激动剂而疗效减退时，可尝试换用另一种 DR 激动剂，症状可以再次改善；④加用对纹状体产生持续性 DA 能刺激的 COMTI，但需要与左旋多巴同时服用才能有效；⑤加用 MAO-B 抑制剂；⑥避免饮食（含蛋白质）对左旋多巴吸收及通过血脑屏障的影响，宜在餐前 1h 或餐后 1.5h 服药，调整蛋白饮食可能有效，如果有胃肠道不耐受，可以通过服用胃肠动力药，如多潘立酮（吗丁林）可得到一定程度缓解；⑦药物控制不理想时可考虑手术治疗（图 3-4）。

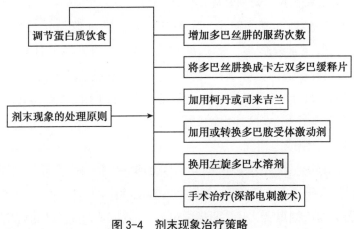

图 3-4　剂末现象治疗策略

（2）"开－关"现象：处理较为困难，可以增加多巴制剂的给药次数或选用口服 DR 激动剂、COMTI 等，国外还有微泵持续输注左旋多巴甲酯或多巴胺激动剂的方法。若病情已经影响生活质量，有经济条件的患者，可考虑脑深部电刺激（deep brain stimulation，DBS）手术治疗，可减少药物的服用，对改善"开－关"现象有较好的疗效。

（3）异动症：因患者在轻微异动与"关"期活动困难之间，更愿意选择前者，因此，可以允许较轻异动症的存在。治疗的主要目标是控制严重、导致残疾的异动症，且不影响"开"期和认知功能。临床上对于不同类型异动症处理方法见图 3-5。

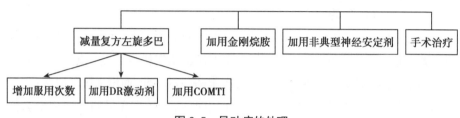

图 3-5　异动症的处理

1）剂峰异动症处理方法：①减少每次复方左旋多巴的最高剂量，增加服药次数；②如果患者是单用复方左旋多巴，可适当减少剂量，同时加用 DR 激动剂或加用 COMTI；③加用金刚烷胺，每日剂量达 200~300mg；④加用非典型抗精神病药，如氯氮平；⑤若使用复方左旋多巴控释剂，则应换用速释剂，避免控释剂的累积效应；⑥心理疏导，减少恐惧与不安（需要指出的是，有报道 COMTI 和 MAO 抑制剂均可能增加或诱发异动症）；⑦国外报道，用阿扑吗啡注射或贴剂；⑧空肠持续泵入复方左旋多巴凝胶，起到类似模拟生理性持续多巴胺刺激，从而减少并改善剂峰异动。

2）双相异动症（包括剂初异动症和剂末异动症）处理方法：①减少高蛋白食物的摄入；②增加左旋多巴的剂量和使用频次，但有诱发剂峰异动风险；③谨慎使用左旋多巴的控释剂和受体激动剂；④加用延长左旋多巴血浆清除半衰期的 COMTI，可以缓解剂末异动症，也可能有助于改善剂初异动症；⑤应用氯氮平和金刚烷胺；⑥国外报道，用阿扑吗啡注射或贴剂；⑦空肠微泵持续泵入左旋多巴甲酯或乙酯。

需要指出的是，无论哪种类型异动症，DBS 手术治疗均可让其不同程度获益。另外，需要指出金刚烷胺、氯氮平在异动症中的作用。金刚烷胺是拮抗 NMDA 受体，对晚期患者"开"期影响较小，可减小异动症的严重程度，但需要剂量较大,一般来说,老年患者慎用,可能产生精神不良反应,且应在清晨和中午使用。氯氮平是通过与边缘系统 D_2 受体结合、拮抗 NMDA 受体、抗组胺等作用起到治疗异动症效应,建议较小剂量服用,服药期间需要监测白细胞水平。

3)肌张力障碍处理方法

"关"期肌张力障碍处理方法:①睡前加用复方左旋多巴控释片或长效 DR 激动剂;②起床前服用左旋多巴;③严重者可应用肉毒毒素。

"开"期肌张力障碍处理方法:同剂峰异动症,也可以考虑肉毒毒素治疗。

4)"Yo-yoing"现象:在 PD 晚期,部分患者的临床症状存在高度变异性,如症状波动和异动症可重叠发生在同一例患者身上,称"Yo-yoing"现象。这些患者出现症状波动后,因无法忍受"关"期运动能力的丧失而增加药物剂量,随之出现剂峰异动,最终将一直在"关"期与异动症两个状态之间不断转换。临床处理颇为棘手,建议推荐运动障碍专家会诊。

2. **姿势平衡障碍的诊治**　在中晚期 PD 患者中,常容易发生姿势平衡障碍,特别是冻结步态,故有必要熟悉处理原则。

(1)加强照护:对于存在跌倒风险的 PD 患者,对患者及其家属进行充分的有跌倒危险的病情告知很有必要,可以让患者在自家床边标识"预防跌倒",将药物及日常用品放在患者容易拿取的地方,必要时使用床栏和约束带并需要家属协助患者上下床(可参考后面的护理章节相关内容)。

(2)药物治疗:目前缺乏有效的药物治疗,调整药物剂量或添加药物对部分患者有效。根据多巴胺能药物对症状的影响,冻结步态分为 3 种类型。①多巴胺反应型:表现为"关"期为主的冻结;②多巴胺抵抗型:表现为"开"期与"关"期均明显冻结;③多巴胺诱导型:表现为"开"期为主的冻结,与摄入多巴胺能药物相关。所以需要具体分析,根据患者不同类型选择药物。目前认为 MAO-B,如司来吉兰可以显著改善 PD 患者的运动症状,对冻结步态有一定疗效且还能够预防冻结步态的发生。金刚烷胺有减少 PD 患者发生冻结步态的可能性,但维持时间短暂,在这之后发生冻结步态的风险更大,临床可以试用,但不推荐长期服用。另外有报道,哌甲酯具有降低老年患者跌倒危险、改善 PD 步态冻结的作用,但无法改善步态,且有运动功能、嗜睡和生活质量恶化的趋势。

(3)康复治疗:越来越多的证据表明,康复治疗可以提高帕金森病患者姿势的稳定性和平衡性,从而改善患者的姿势控制能力、减少跌倒的风险。常见康复治疗方法有平衡训练、外部模拟训练、监督下跑步机训练、应对外部干扰训练、运动策略训练、太极拳及舞蹈训练等方法。必要时使用助行器甚至轮椅，做好防护。对于冻结步态（freezing of gait，FOG），康复训练很重要，训练方法包括感觉提示训练、步态训练、物理训练、机械辅助锻炼等。一些运动及感觉技巧是克服 FOG 非常有效的方法，最常用的是给予患者节律性言语、听觉信号和视觉信号刺激。视觉辅助容易实施，目前市场上有红外线引导拐杖可以缓解患者的 FOG，有报道称绿色光束比红色光束效果更佳。

（4）手术治疗：对于经济条件允许的患者，可以推荐 DBS 手术。有研究表明，丘脑底核 -DBS 对于治疗中晚期帕金森病患者的步态障碍有效。但也有研究认为，丘脑底核 -DBS 仅对于改善"关"期步态障碍有效果而对"开"期步态障碍无效，且存在远期加速步态障碍及平衡障碍发展的风险。苍白球内侧（globus pallidus internus，GPi）-DBS 与丘脑底核 -DBS 的效果和不良反应相似。近来有报道，脚桥被盖网状核 -DBS 可以大大改善 PD 患者步态障碍症状，其中低频（约 25Hz）的脚桥被盖网状核 -DBS 被认为对帕金森病步态障碍有较好的疗效，且对"开"期的步态障碍亦有所改善。关于手术靶点的选择，建议咨询功能神经外科专家。

> **总结：**晚期帕金森病的治疗应当兼顾运动症状与非运动症状，可参照图 3-6 中运动症状波动及运动障碍的处理流程，以便对晚期帕金森病患者进行更加全面综合的管理。中晚期帕金森病患者的治疗没有固定模式，因为不同患者的症状可能会存在区别，对治疗的敏感度也存在一定差异。不同患者对治疗的需求不同，同一患者在不同病情阶段对治疗的需求也不尽相同。所以应强调个体化治疗原则，并动态了解患者的病情（疾病严重程度、有无运动并发症发生及类型等）、治疗反应情况（起效时间、作用维持时间、"开"期延长和"关"期缩短时间、运动并发症的处理），关注非运动症状。结合自身的诊疗经验和护理常识，必要时请教运动障碍专家，以便给中晚期帕金森病患者提供更为理想的治疗。

已接受左旋多巴治疗的晚期帕金森病患者，运动和非运动并发症的治疗管理措施如图 3-6 所示。

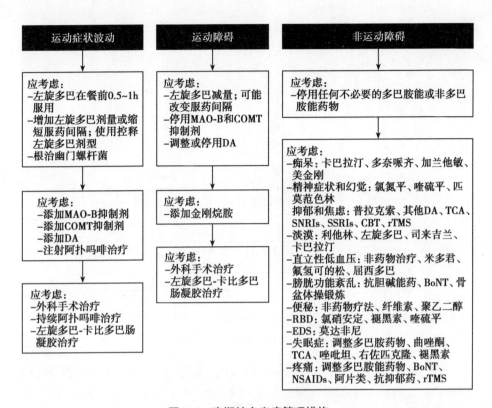

图 3-6　晚期帕金森病管理措施

BoNT：肉毒毒素（botulinum toxin）；CBT：认知行为治疗（cognitive-behavioral therapy）；COMT：儿茶酚 -O- 甲基转移酶；DA：多巴胺激动剂；EDS：日间过度嗜睡；MAO-B：单胺氧化酶 -B；RBD：快速眼动期行为障碍；rTMS：重复经颅磁刺激（repeat transcranial magnetic stimulation）；SNRIs：5- 羟色胺和去甲肾上腺素重摄取抑制剂（serotonin and noradrenaline reuptake inhibitors）；SSRIs：选择性 5- 羟色胺重摄取抑制剂（selective serotonin re-uptake inhibitors）；TCA：三环类抗抑郁药（tricyclic antidepressant）；NSAIDs：非甾体抗炎药（non-steroidal anti-inflammatory durgs）。

五、帕金森病非运动症状治疗

　　曾经很长一段时间，非运动症状及其治疗是帕金森病领域内一个重要的未被满足的需求，临床医生本身也没有意识到这些症状需要治疗，但许多未识别的非运动症状具有非常重要的诊疗及社会意义，因为大部分非运动症状是可治疗的。随着人们对帕金森病认识的深入，近年来对于非运动症状的治疗在整个帕金森病全程管理中占据越来越重要的地位，并贯穿始终。非运动症状发病机制主要累及多巴胺系统，如中脑边缘系统通路、中脑皮质通路（图 3-7）。

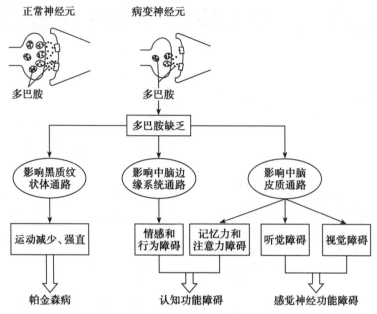

图3-7 帕金森病非运动症状发病机制

非运动症状主要包括精神病性障碍(幻觉、错觉、妄想、假性幻觉)、神经心理障碍(抑郁、焦虑)、痴呆(认知障碍)、自主神经功能障碍(便秘、直立性低血压、多汗、性功能障碍、排尿障碍和流涎)、睡眠障碍(失眠、快速眼动期行为障碍、日间过度嗜睡)、感觉障碍(不宁腿综合征、嗅觉障碍、麻木、疼痛、痉挛)等。非运动症状在临床上容易被忽视,但对 PD 患者的生活质量有显著影响。以下将分别阐述对这些非运动症状的治疗。

(一)精神病性障碍治疗

帕金森病精神病性障碍(Parkinson's disease psychosis,PDP)可能存在于 1/3 的帕金森病患者中,但临床却未能引起大家的认识。PDP 主要表现为幻觉、错觉、假性幻觉、妄想、淡漠等一系列阳性临床表现,可通过神经精神科问卷早期筛查协助诊断,诊断及治疗流程参见图 3-8。

总的来说,治疗方面首先需要去除可能引起精神病性障碍的病因,消除引起或促进幻觉发作的医疗因素。首先,需要甄别的是患者精神障碍是由抗帕金森病药物诱发,还是由于疾病本身导致的。若为前者,需根据易诱发精神障碍的概率依次逐减或停用如下抗帕金森病药物:抗胆碱能药、金刚烷胺、MAO-B 抑制剂、DR 激动剂、COMT 抑制剂、复方左旋多巴;若患者采取以上措施后症状仍然存在,在不明显加重帕金森病运动症状的前提下,可将复方左旋多巴逐步减量。如果药物调整效果不理想,提示患者的精神障碍可能为疾病本身所致,就要考虑对症用药,可以加用抗精神病药物。尽早干预和治疗精神病性障碍可以提高帕金森病患者的预后。

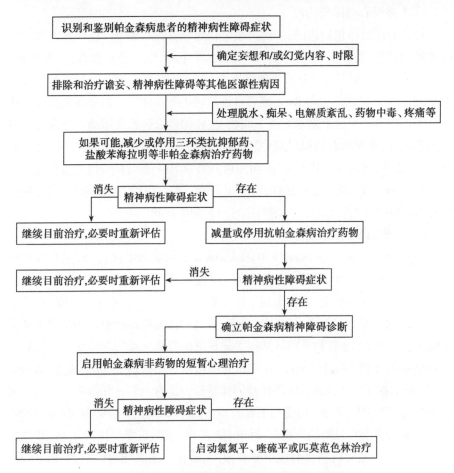

图 3-8　帕金森病精神病性障碍的诊断和治疗流程

引自:王洪权,王玉敏,李延峰.帕金森病精神病性障碍.中华神经科杂志,2018,51(5):392-397.

1. **幻觉和妄想治疗**　研究显示,最为有效的药物是氯氮平,另一个可用的药物是喹硫平。前者的作用稍强于后者,二者均不加重 PD 的运动症状,但是氯氮平可导致直立性低血压、流涎的发生,还可能导致少见的严重粒细胞缺乏症,因此使用时需要严密监测,开始用药的 6 个月内要每周监测血常规。喹硫平推荐起始剂量为 12.5mg/ 晚,逐渐增加至 50~150mg/ 晚。最近研发的新药匹莫范色林也可以使用,其目前已经成为一线治疗用药。

2. **情感淡漠治疗**　情感淡漠表现为丧失兴趣和缺乏积极性,在帕金森病患者中发生率为 13.9%~70.0%。药物治疗可选择多巴胺受体激动剂和精神兴奋剂——莫达非尼、睾丸素。非药物治疗可以由照料者辅助或引导患者进行,如安排个性化的日程和具有丰富内容、团体体验的日常活动。

(二) 神经心理障碍治疗

神经心理障碍包括焦虑、抑郁。帕金森病患者的焦虑以广泛性焦虑和惊恐障碍较为常见,发病机制与纹状体多巴胺水平下降,以及肾上腺素、5-羟色胺、乙酰胆碱、γ氨基丁酸的分泌异常等相关,可结合焦虑筛查量表,如汉密尔顿焦虑量表、Beck焦虑量表和Zung焦虑自评量表进一步评估。帕金森病抑郁症状多与多巴胺及去甲肾上腺素系统下调相关,使帕金森病患者运动和日常功能进一步恶化,加重照料者负担,与原发性抑郁症相比,帕金森病抑郁症的主观体验自责、罪恶感、自杀等症状不明显,而注意力集中困难、疲乏的程度更加严重。

对于抑郁和/或焦虑的治疗,可应用SSRIs,也可应用DR激动剂,尤其是普拉克索,既可以改善运动症状,同时也可改善抑郁症状。

(三) 帕金森病痴呆治疗

帕金森病痴呆(Parkinson's disease with dementia,PDD)的诊断主要参考国际运动障碍协会(MDS)于2007年公布的帕金森病痴呆临床诊断标准:在满足帕金森病诊断的基础上,痴呆出现于帕金森综合征后,至少有2个认知域(注意力、执行功能、视空间能力、记忆力)损害,且这种认知障碍严重影响日常生活活动能力。因此,帕金森病早期认知损害最显著的是认知域并非记忆力。针对帕金森病认知障碍/痴呆的治疗,我们首先应该根据临床病史、体格检查、实验室检查、神经心理学测验和必要的神经影像学检查综合判断是帕金森病自然病程进展还是其他因素所致,如药物不良反应、水电解质紊乱、感染和抑郁症状等。存在认知损害潜在风险的药物有抗胆碱能药物、多巴胺能受体激动剂、苯二氮革类药物等。治疗药物目前还十分有限,主要包括胆碱酯酶抑制剂,如多奈哌齐和美金刚,应定期随访。

(四) 自主神经功能障碍治疗

最常见的自主神经功能障碍包括便秘、流涎、直立性低血压(orthostatic hypotension,OH)、性功能障碍和泌尿障碍等。同精神障碍一样,对于自主神经功能障碍,首先也需要甄别是由抗PD药物诱发,还是由于疾病本身所致。

1. **便秘**　多种原因可以导致,比如帕金森病患者活动量减少、不合理的饮食和排便习惯及抗胆碱药、DR激动剂等抗PD药物,均会使肠道运动功能下降,从而诱发或加重便秘。治疗上,首先应该改变生活方式,保持精神愉快,心情舒畅。具体有以下几种措施:

(1) 平衡饮食:增加蔬菜、水果、五谷杂粮、豆类制品摄入比例,以增加食物消化吸收后的余量,刺激肠道蠕动,还能保留部分水分、促进排便;每日最好喝 1 500~2 000mL 水,以保证机体有足够水分润肠软便;禁忌过食辛辣燥热的饮食,易诱发便秘。

(2) 养成定时排便的好习惯:定时、专心、排净。

(3) 适当运动:揉——以肚脐为中心,顺时针揉 100 次,可促进腹腔血液循环,助消化,使肠蠕动功能提高,从而促使大便顺畅排泄,有效预防便秘发生。

(4) 不滥用泻药:选择温和的导泻药物,如糖类渗透性泻剂乳果糖(杜密克)或醇类渗透性泻剂福松(聚乙二醇 4000 散);避免或短期服用刺激性泻剂,如恩醌类(大黄、番泻叶、决明子)、二甲烷类(酚酞 – 果导片)、芒硝、芦荟(便通胶囊)等;可加用胃蠕动药,如多潘立酮、莫沙必利等。

2. **流涎**　是帕金森病患者常见症状,超半数的晚期 PD 患者会出现过度流涎,可能是由于吞咽困难所致。治疗上,可口服阿托品滴剂(2~3 次 /d);异丙托溴铵喷雾的疗效及安全性尚不确定;格隆溴铵在极短期治疗帕金森病流涎是有效的,但超过 1 周后的疗效尚不确定。有研究显示,肉毒毒素腮腺和下颌下腺注射治疗 PD 流涎有效,但要在可以开展该技术的医疗机构在有经验的专科医生监督下进行。

3. **直立性低血压(OH)**　患者多表现为站起时出现乏力、头晕、视物模糊、恶心、呕吐,甚至晕厥等症状,卧位时可部分缓解。临床还需要注意 PD 患者餐后低血压可能。OH 可能与严重的运动障碍、抑郁、认知障碍、精神并发症、夜间睡眠障碍和日间嗜睡相关。其治疗包括非药物和药物治疗两方面。

(1) 非药物治疗建议:头高位睡眠,不要平躺;不要快速地从卧位或坐位起立;避免加重因素,如饮食过量、酒精、高温、药物(利尿药以及其他可导致 OH 的降压药、左旋多巴、多巴胺受体激动剂)、增加胸腔内压的活动(便秘、咳嗽);增加水和盐(>8g)的摄入;穿弹力袜;避免快速转换体位等。

(2) 药物治疗建议:欧洲神经科学联盟运动障碍协会(European Federation of Neurological Societies Movement Disorder Society,EFNS–MDS)推荐兴奋外周 α 肾上腺素受体的盐酸米多君;氟氢可的松被认为可能有效,但需要注意不良反应;可选用去甲肾上腺素前体药物屈昔多巴;选择性外周多巴胺受体拮抗剂多潘立酮等也可以试用。

4. **性功能障碍**　大多数患者表现为性功能减退,少数患者表现为性功能亢进(可能与服用 DR 激动剂有关)。

(1) 性功能减退:EFNS–MDS 建议加用昔多芬(西地那非),也可加用 DR 激动剂。

（2）性功能亢进：建议停用 DR 激动剂，症状严重者可加用非典型抗精神病药物。

5. **排尿障碍**   帕金森病患者排尿障碍，大多以尿路刺激症状为主，表现为尿频、尿急和急迫性尿失禁，有条件的单位可以进行尿流动力学检查以判断逼尿肌功能及其损害程度；适时给患者提供一些帮助，如在床边放置尿壶，鼓励患者勤洗澡、勤排尿，保持外阴清洁，预防尿路感染等也很重要。

（1）非药物治疗：在疾病起始阶段，行为疗法或有效或无效，但绝对无不良反应，它是一种改变生活方式的物理疗法，适当锻炼盆底肌肉及憋尿训练，利用生物反馈，从而改善排尿症状，晚期症状严重或合并认知障碍者效果较差。

（2）药物治疗：尿路刺激症状可限制睡前水的摄入；应用外周抗胆碱能药物，如托特罗定、奥西布宁等膀胱逼尿肌局部注射肉毒毒素可能有效；对于抗胆碱药物无效者，肌注肉毒毒素 A 可以改善膀胱容量及逼尿肌反射亢进的症状。

此外，若出现尿潴留，应采取间歇性清洁导尿。男性帕金森病患者随着年龄的增长，可以合并良性前列腺增生，故有必要进行相应的临床评定，严重者可行手术治疗。

（五）睡眠障碍治疗

睡眠障碍可以作为帕金森病临床前症状出现，也可以是疾病进展的一部分，或是症状性治疗药物的不良反应，主要包括失眠、RBD、EDS。

1. **失眠**   首先是优化抗帕金森病药物，部分患者由于白天服用的多巴胺能药物浓度在夜间已耗尽，夜间运动不能而导致翻身困难或夜尿增多。如果失眠与此相关，可加用左旋多巴控释剂、DR 激动剂或 COMT 抑制剂。如果正在服用司来吉兰或金刚烷胺，尤其在傍晚服用者，则应该纠正服药时间，司来吉兰需要在早晨、中午服用，金刚烷胺需要在下午 4 点前服用，若无明显改善，则需减量甚至停药。其次，规范睡眠总量；减少午睡时间和其他短暂的睡眠时间以及减少咖啡、酒精、烟草摄入也较重要。最后，可选用短效的非苯二氮䓬类、苯二氮䓬类镇静安眠药或褪黑素。

2. **快速眼动期行为障碍（RBD）**   建议停用三环类抗抑郁药和司来吉兰；氯硝西泮可能是最有效的药物（睡前 0.25~1.0mg）；复方左旋多巴和 DR 激动剂可能有效；可使用褪黑素（睡前 3~12mg）。

3. **日间过度嗜睡（EDS）**   与疾病本身、夜间睡眠障碍和应用抗 PD 药物 DR 激动剂或左旋多巴等有关。治疗上，首先排除药物因素，慎用引起日间睡眠的药物，如果患者在每次服药后出现嗜睡，则提示药物过量，将用药减量会有助于改善 EDS；增加日间活动，调整抗 PD 药物如给予左旋多巴控释剂代替常释剂，可能有助于避免或减轻服药后嗜睡;养成良好的睡眠卫生习惯——规律的睡眠时间(<8h);国外有报道,使用莫达非尼也有效。

(六)感觉障碍治疗

1. **嗅觉减退** 多发生在帕金森病运动症状出现之前多年,但目前尚无有效措施改善嗅觉障碍。

2. **不宁腿综合征(RLS)** 在帕金森病患者中的发生率约为正常人的 2 倍,具有以下特点:下肢不适感、强烈的活动下肢冲动;在休息或静止状态下症状加重,活动后症状缓解;夜间症状加重。需要注意的是,部分药物和生活习惯可能加重 RLS,如多巴胺拮抗剂如止吐药甲氧氯普胺(胃复安)、抗组胺药(苯海拉明、各种类型抗抑郁药)、吸烟、饮酒等。治疗上,首选 DR 激动剂或左旋多巴,次选加巴喷丁、氯硝西泮。

3. **疼痛或麻木** 在晚期帕金森病患者中比较常见,可以由其疾病引起,也可以是伴随骨关节病变所致,如果抗帕金森病药物治疗"开"期疼痛或麻木减轻或消失,"关"期复现,则提示由 PD 所致,可以调整治疗以延长"开"期。反之,则由其他疾病或其他原因引起,可以选择相应的治疗措施。

> **总 结:**帕金森病患者非运动症状贯穿整个病程,对帕金森病患者生活质量的影响可能更甚于运动症状,但临床上通常易被忽视,其诊疗有待加强。国际帕金森和运动障碍协会(MDS)于 2019 年 2 月在 *Movement Disorder* 杂志上发表了关于帕金森病非运动症状治疗的最新循证医学推荐,从帕金森病相关抑郁、情感淡漠、冲动控制障碍、痴呆、非痴呆认知功能障碍、精神症状、睡眠和觉醒障碍、自主神经功能障碍、疲乏、疼痛的治疗 10 个方面阐述了现有干预措施的疗效及治疗建议。

(王康 刘平 万志荣)

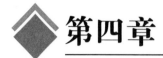
帕金森病的外科治疗

　　帕金森病的外科治疗开始于20世纪40—50年代,由美国、日本神经外科专家采用脑立体定向手术治疗帕金森病,获得了一定效果。帕金森病外科治疗已经历了近1个多世纪的发展,取得了巨大进步。外科治疗方法主要包括3个方面:立体定向毁损手术、神经移植与修复手术和脑深部刺激术。①立体定向毁损术不可逆,并发症发生率高,且毁损术后患者失去脑结构完整性,显著影响后续治疗,临床现已不推荐应用;②神经移植与修复技术治疗,目前仍处于基础研究和临床试验阶段,其有效性和安全性尚待验证,无法在临床上广泛推广应用;③脑深部电刺激术,因具有微创性、可逆性、可调节性等优势,现已成为帕金森病外科治疗的主要方法,在此主要对其进行详细论述。

　　脑深部电刺激(deep brain stimulation,DBS)手术又称为脑起搏器置入术,是指采用神经外科脑立体定向技术把DBS系统置入人体内,通过发放高频电刺激脉冲持续刺激大脑的深部神经核团,电刺激信号干扰脑内神经网络电活动,使异常的运动控制环路或紊乱的神经递质变化恢复到相对正常的状态,实现改善帕金森病症状、提高患者生活质量的一种神经外科治疗方法。DBS手术治疗帕金森病的有效率可达到90%以上,远期疗效也不断提高,许多患者DBS术后十余年仍能维持较佳疗效。需要说明的是,虽然目前医学技术发展迅速,但仍然尚无治愈帕金森病的有效方法,帕金森病的药物和手术治疗都仍只是有效控制症状的方法,DBS手术的目的是有针对性地缓解帕金森病某些症状和改善其药物的反应性,与药物治疗是相互配合和相互补充的关系。

　　DBS手术属于神经外科微创手术,术中创面小、出血量少、术后恢复快。脑起搏器置入设备是一套精密的微电子器械,由脉冲发生器、刺激电极和延长导线组成,这些部件均需要置入患者体内,不影响患者正常生活。相比立体定向毁损术治疗帕金森病,DBS具有微创性、可逆性、可调节性等优点。微创性是指DBS手术不像传统开颅手术对颅骨完整性造成严重破坏,而只需要在颅顶钻两个硬币大小的骨孔,插入1.2mm直径的微小刺激电极,手术操作不会对大脑产生功能性损伤;可逆性是指电极是可取出的,对大脑不会造成永久性损害,也不会引起如偏瘫、偏盲、吞咽困难、语言障碍等毁损术后常见的严重不可逆并发症;可调节性是指电刺激治疗作用可根据每位患者的病情进行个体化设置,也可随着患者病程的进展通过增加刺激作用强度进一步改善症状,稳定疗效。目前该手术的安全性和有效性已得到了世界范围的广泛关注和认可,全球已有超过10万帕金森病患者接受了DBS手术进行治疗(图4-1)。

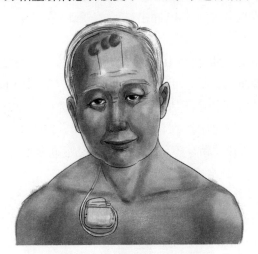

图 4-1 脑起搏器系统示意图

一、DBS 手术适应证和术前评估

一般来说,帕金森病病程达5年以上,特别是出现药物疗效已明显下降或出现严重的剂末现象、"开-关"现象或异动症等药物相关不良反应时,是考虑接受DBS手术的最佳时机。但有严重出血倾向、严重心肺疾病或严重高血压、严重痴呆症或抑郁症者均不适合手术治疗。

(一) 帕金森病患者 DBS 手术适应证

1. 确诊为原发性帕金森病,病程在5年或5年以上者。

2. 年龄一般不超过75岁者,但震颤症状严重者可放宽至80岁。

3. 帕金森病 Hoehn-Yahr2.5~4 级者。在 PD 早期(Hoehn-Yahr 1~2 级)患者对药物治疗反应良好,用药治疗可满足日常生活需要,且 PD 早期与多系统萎缩、进行性核上性麻痹等帕金森叠加综合征等不适宜 DBS 手术治疗的疾病很难鉴别,因此不宜在早期进行 DBS 治疗。而帕金森病终末期(Hoehn-Yahr 5 级)患者往往合并认识和精神障碍,进行 DBS 治疗已不能改善其生活质量,故也不推荐。

4. 接受正规药物治疗无法有效改善症状,已经影响正常生活和工作,或出现药物疗效减退或无法耐受药物不良反应者。

5. 没有认知功能障碍,能够配合治疗与术后康复者。

(二) 帕金森病患者手术前评估

符合手术适应证的患者,手术前要经过严格的临床和实验室评估,包括:①疾病情况的采集与评估;②症状严重程度的电生理评测;③认知状态和心理精神状态评估;④患者左旋多巴冲击试验;⑤脑结构或功能影像学扫描检查等;⑥麻醉术前评估。

左旋多巴冲击试验是判断 DBS 治疗 PD 术后疗效的重要预测指标。试验中,运动症状改善≥30% 提示手术术后效果良好。脑 MRI 或 CT 检查可以判断是否存在手术禁忌证,并评估手术难度及靶点选择。而对于年长或病程较长的患者,要特别注意是否存在认知及精神障碍。DBS 手术的最终目的是改善生活质量,严重认知及精神障碍患者即使运动症状有所改善,也不能从中真正受益。

与传统的神经外科治疗肿瘤、脑血管病等为了延续患者生命的神经外科手术不同,DBS 是一种以改善患者身体功能状态、提高生存质量为主的一种新的手术方式,是一个综合治疗的过程,需要多学科紧密配合。DBS 手术能否取得最佳治疗效果主要决定于如下因素:第一,正确的术前评估与诊断是手术成功的前提,疾病类型诊断不准确对于预后影响很大,有可能会带来完全不同的疗效;第二,精准的手术定位(靶点准确)是术后疗效显现的基础;第三,合理的刺激治疗模式设定与用药配合是能否将 DBS 手术的治疗作用发挥到最好、最大的关键;第四,适当的心理辅导与康复治疗是重要的补充,积极乐观的心态对于帕金森病发展有保护作用,心理辅导可以给患者提供良好的疾病转归指导方向。

二、DBS 手术过程

帕金森病的 DBS 手术属于神经外科微创手术,手术操作是以微米精度将电极准确置入脑深部特定核团,避免对脑血管等脆弱组织的损伤。整个手术围绕立体定向技术和神经电生理检测技术展开。具体手术步骤为:①安装立体定位头架;②术前脑磁共振(MRI)扫描,用于靶点定位;③在局麻下切开头皮后钻骨孔;④使用超细微电极进行单神经元水平的电生理定位;⑤置入刺激电极;⑥术中测试电刺激治疗效果;⑦术中脑磁共振扫描再次确认靶点;⑧将脉冲发生器(电池)置入胸壁;⑨连接胸壁下电极连接线。手术治疗流程如图 4-2 所示。

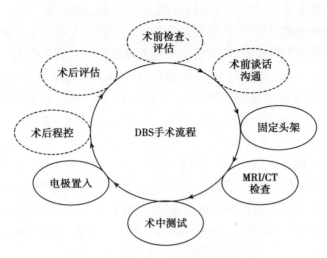

图 4-2　脑起搏器治疗帕金森病基本流程

帕金森病的 DBS 手术并发症相对于其他常规脑外科手术来说,总体发生率是比较低的。其主要的并发症有出血、感染、电极断裂、位置不好等。在术前制订手术计划方案时,医生可以通过先进的成像技术精准设计置入路径,尽可能避开风险血管,在手术中进一步降低颅内出血的风险。

三、DBS 术后管理

1. **术后短期管理**　DBS 术后注意事项主要为防治感染:术后应立即使用抗生素;患者术后当晚最好在监护室进行术后恢复,醒来后立刻服用抗帕金森病药物;部分患者对麻醉较敏感,醒来后会有轻度幻觉或意识障碍等,1~2d 可消失;术后及时复查颅脑 MRI 或 CT。一般患者在术后 1~2 周可出院。

2. **术后程控**　将脑起搏器设备置入人体后,医生可通过无线技术设置患者体内脉冲发生器的脉冲参数,实施治疗,这个过程称作术后程控治疗。帕金森病是一种慢性进展性疾病,因此其 DBS 术后的程控治疗与疾病管理是一个长期而重要的过程。对于每位帕金森病患者,在 DBS 术后,根据疾病症状特点及严重程度,调控其脑起搏器的电刺激作用大小,实施个体化长期电刺激治疗方案;也可根据帕金森病不同时期因疾病进展而出现症状恶化的程度,重新设置电刺激参数,进一步提高治疗疗效。因此,术后程控是帕金森病患者接受 DBS 治疗的重要环节,规范化的术后程控可以明确最佳刺激参数,缓解患者的症状,实现最佳的治疗效果。为了实现良好的程控效果,使 DBS 治疗达到症状控制最佳、电刺激不良反应最小化,延长电池使用寿命,在程控过程中也需要程控医师和患者之间建立良好的信任,并进行充分的沟通。

帕金森病患者 DBS 术后首次程控的时间一般是在术后 2~4 周,这时手术置入电极的微毁损效应基本消失,能够更准确地判断电刺激作用。程控时,不同的 PD 症状临床改善时间也不同,如僵直、"关"期肌张力障碍和运动迟缓等症状改善相对较快,短至数秒内即可感受到效果,而异动症则改善相对较慢,需要数日,甚至数个月的适应时间。PD 患者术后程控的次数依患者的个体情况而定,从众多患者 DBS 术后随访的数据来看,第一年术后患者平均程控次数为 2~4 次,第二年起平均程控次数为 1~2 次 / 年。现在我国自主研发的脑起搏器设备已经实现了远程程控功能,患者在居住地附近医疗中心或家里就可以与手术医生通过网络进行术后程控治疗,不必千里迢迢地回到手术医院进行门诊程控,既可及时解决疾病问题,又可节省时间,同时也大大减轻了经济负担。

3. **术后用药**　大多数帕金森病患者在 DBS 术后,用药量会显著减少,可减至术前用药总量的 1/2~2/3 水平,有的患者甚至可以完全停药,主要与患者的年龄和帕金森病病程有关,年轻的、病程短的患者术后药物用量减少得较多。少数以震颤为主的患者 DBS 术后可能在一段时间内不服用帕金森病药物也能达到良好的症状控制效果。DBS 术后配合药物治疗主要起到两方面的作用。一是加强手术效果。对中、晚期药物疗效减退明显的患者,如果不手术而单纯服药,药物反应性很差;而 DBS 术后在改善部分症状的同时,可明显提高药物的疗效,增强药物的反应性。因此,DBS 术后仍应继续服药。二是可能提高疗效稳定性。DBS 术后用药的一些注意事项:①术后首次程控前,尽量不要改变抗帕金森病药物的用量和用法,如果需要调整药物用量,一定要遵医嘱调整;②开启脉冲发生器给予电刺激治疗后,根据症状改善情况遵医嘱缓慢酌情减少药物用量,切忌减药剂量过大,减药速度过快;③尽量避免单一种类用药控制症状。需要明确的是,术后减药不是 DBS 手术治疗帕金森病的主要目的,改善患者疾病症状、提高患者生活质量才是术后追求的真正目标。

四、DBS 术后患者日常生活注意事项

帕金森病患者接受 DBS 手术治疗后一般对日常生活没有太多影响,但需要注意以下问题:

1. **注意手术切口的术后护理**　术后 1~2 周切口愈合良好时可拆除缝合线。在切口愈合过程中会伴有皮肤发痒现象,禁止用手或其他异物按压、抓挠或撕扯切口附近皮肤;伤口如有结痂,应使结痂自行脱落,不应用手或其他异

物将其揭去。伤口缝线拆除后72h后可洗头,但洗头时应避免用力抓挠伤口附近皮肤,以防新愈合的伤口撕裂。伤口愈合一般需0.5~1年时间才能恢复正常皮肤的抗撕拉能力。避免暴力作用于刺激器和电极及电极连线放置的部位,以免损伤设备,造成设备故障。避免过度牵拉置入的脑起搏器部件。突然过度或反复低头、颈部扭转、跳跃或过度伸展均可能导致脑起搏器部件破损或移位。当切口出现开裂、有异味、渗血或流脓,以及切口附近红肿、疼痛时,应及时联系手术医生。

2. 日常生活中要注意防范电磁干扰。脑起搏器有一定的电磁防护能力,日常生活中常见的电器设备如手机、电脑、电视机等家用电器一般不会影响刺激器的工作。但是强电磁场可能导致刺激器被意外开启或关闭,甚至刺激参数被重置为出厂状态。若发生此种情况,需要立刻与手术医院联系,重新开机程控。日常生活中应远离以下设备或环境:无线电天线、电焊设备、热阻焊设备、电气化炼钢炉、高压电(防护区外是安全的)、广播电视发射塔(防护区外是安全的)、微波通讯中继站(防护区外是安全的)、线性功率放大器、各种大功率电源、电泳设备、磁铁及其他能产生强磁场设备、消磁设备、经颅磁刺激、电动按摩椅等。

3. 日常出行与旅游时尽量避免接触车站、机场、超市、图书馆等的安检门与金属探测器。患者应向安检人员出示出院时医院发放的患者识别卡,并请求绕开此类设备,要求安检人员手工检测通过。如必须通过这些设备,建议缓慢从这些设备的中间通过,避免逗留或斜靠在这些设备上。

4. 常规体检或因其他疾病住院诊疗时,医院内相关检查项目如X线、超声检查、CT检查等均与脑起搏器治疗无相互影响作用,可放心进行检查。但是磁共振检查可能导致置入的脑起搏器移位、发热或损坏,或在神经刺激器和/或电极上出现感应电流,使患者产生不适感。建议进行磁共振检查前联系手术医生,对重新设置起搏器以满足核磁检查的需要。安装脑起搏器的PD患者在做心电图、脑电图检查时,神经刺激器所发放的电刺激脉冲会干扰心电信号和脑电信号,因此在做这些项目检查时,可短时将神经刺激器关机,完成检查后重新开启刺激器即可。

(马　羽)

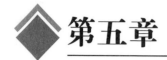

第五章

帕金森病的随访与管理

一、患者随访

（一）目的

帕金森病尚无治愈办法，症状将伴随患者终身，并且随时间推移症状会发生演变，治疗是个长期持续的过程，因此定期的随访对于诊疗至关重要。随访的目的主要是进一步复核诊断，评估患者的非运动症状，了解有无药物不良反应，是否需要调整治疗（调药或手术），同时对患者进行健康宣教。

（二）随访内容

1. **问诊——询问患者症状变化**　目的在于及时发现患者的主要问题。问诊时既要关注患者的主诉，也要主动询问常见的非运动症状，必要时还可借助自评量表进行评定。帕金森病临床表现复杂，个体差异较大。每一个患者都是一个独特的个体，有着自己不同的感受，与患者的年龄、病程、疾病的严重程度、教育背景、社会角色都有关系，因此作为医生一定要耐心倾听患者及其照料者对于病情变化的描述，综合做出判断。询问患者服药后震颤的变化、僵直及步态有无改善；服药后有无药物相关不良反应。还要注意一些比较隐匿的容易和其他疾病混淆的症状，比如患者颈肩痛、腰痛、后背不适，小腿抽筋等，这些经常被误诊为骨科疾病，却是帕金森病常出现的症状，经过多巴胺能药物治疗，往往可以获得良好的效果。

2. **全面而细致的查体——复核诊断**　神经系统查体对于每一个神经科医生都是必备的基本功。帕金森病患者随访过程中，细致的查体也是必不可少的。医生要观察患者走路的姿势有无前倾，转弯是否困难，是否存在冻结步态、慌张步态；要检查患者颈部、四肢肌张力的情况，尤其注意手腕屈伸、前臂旋前旋后的张力是否增高；检查患者四肢腱反射的情况以及是否存在病理反射；还要注意共济运动及姿势反射的检查。记录患者卧立位血压的变化。为了量化患者服药前后体征的变化，可以借助 UPDRS–Ⅲ量表评分，也可以通过视频的方式记录患者服药前后的变化。

在随访查体过程中，发现一些在初诊时没有而且在原发帕金森病并不

42

多见的体征时,要提高警惕,重新考虑确认最初的诊断或修订诊断。比如,患者在随访的早期就出现了小便失禁或潴留,卧立位血压收缩压≥30mmHg或舒张压≥15mmHg,甚至出现直立性晕厥,要考虑可能不是原发帕金森病,有可能是多系统萎缩帕金森型这一诊断;如果随访过程中患者出现眼球上下视活动障碍、频繁跌倒,要考虑进行性核上性麻痹的诊断;如果患者随访过程中出现皮质感觉障碍、不对称的上肢失用,明显的认知功能下降,要留意皮质基底节变性的诊断;当然,患者在罹患帕金森病的同时也可能伴发其他疾病,如果在查体过程中发现明显的反射活跃亢进、病理征阳性,也要及时复查头颅 CT 或 MRI,注意有无突发脑血管病、脑积水以及颅内占位性病变的可能。

3. **了解患者用药情况、疗效和不良反应——宣教**　详细询问患者用药的种类、剂量、服药时间、服药后起效及疗效减退的时间,服药后有无不良反应等。可以帮助患者设计服药记录卡,标明用药时间、种类、剂量,方便患者记录也方便随访时医生的查看。帕金森病的药物治疗非常复杂(具体会在药物治疗的章节详细描述),随着疾病的进展、患者年龄病程的变化,药物治疗也会做相应的调整;视不同患者对同一个药的反应不同,同一个患者在不同疾病时期对于药物的反应(疗效和不良反应)也不尽相同。随访过程中,医生要根据具体情况采取具体措施。随访过程中要向患者强调服药时间、服药方式的重要性。比如,左旋多巴制剂要在饭前 1h 或饭后 1.5h服用,避免与高蛋白食物同服,不然会影响药物发挥疗效;恩他卡朋片(珂丹)要与左旋多巴制剂同服,单用无效;金刚烷胺、司来吉兰要避免下午 4时以后服用,以免影响睡眠。随访时还要提前告知患者某些药物可能会出现哪些不良反应,让患者做到心中有数,尽量避免不良反应所产生的后果。比如,受体激动剂会导致突发的嗜睡,如果患者驾车,要注意避免发生危险;老年患者会出现腿肿、幻觉、直立性低血压等,应告知患者密切观察,必要时调整用药。苯海索(安坦)会导致老年患者认知功能的下降,需要谨慎使用。还要告知患者避免服用利血平、氟桂利嗪等容易导致锥体外系症状加重的药物。

(三) 需要关注的问题

1. **发现运动并发症**　医生在对帕金森病患者随访的过程中,最需要关注的问题就是运动并发症。帕金森病患者早期对药物治疗反应很好,在复诊时通常向医生反映服药后症状明显改善,甚至能够像未患病时一样正常地工作、生活,这种良好情况持续的时间因人而异,一般不超过5年,也就是通常所说的"蜜月期"。此后,患者逐渐出现运动并发症,即随着疾病的进展和药物治疗,出现运动过多或运动过少的现象,包括症状波动和异动症。运动并发症的出现主要与疾病的进展(内源性因素)以及口服左旋多巴所致的脉冲样刺激(外源性因素)有关。帕金森病治疗5~10年以后,60%~90%的患者可能出现运动并发症。运动并发症所造成的生活质量恶化、残疾有时比帕金森病本身的运动症状更为严重,还会明显增加医疗支出。

(1)症状波动:包括剂末现象、"开 - 关"现象、"关"期不可预测、"开"期延迟等。

1)剂末现象(wearing off):随着病情发展,患者对药物的反应逐渐减退,药物有效持续的时间逐渐缩短,在服用下一剂预定剂量抗帕金森药物之前,患者出现症状的加重,给予药物之后,症状随之缓解。识别可以采用剂末现象评估量表9项问卷(wearing-off questionnaire-9,WOQ-9)(附录1)。

2)"开 - 关"现象(on-off phenomenon):随着疾病的进一步发展,患者可能会出现突然的症状加重或缓解,与服药时间、剂量没有关系,这种变化速度非常快,像电灯"开 - 关"一样,不可预测。患者多在"开"期发生明显的异动,而在"关"期发生明显的运动不能。还有些患者会出现"开"期延迟、没有"开"期及冻结现象。减少"关"期,延长"开"期的治疗类似剂末现象的处理(具体见药物治疗章节)。

(2)异动症:在随访过程中,有些患者还会出现口部、肢体及躯干不自主的、像跳舞一样的动作,称为异动症。国外报道,使用左旋多巴4~6年后异动症发生率达30%,10年以后达90%;国内5年后在12%~27%,较国外明显偏低,究其原因可能与国内左旋多巴总用量偏小有关。临床上常见的异动症分为3个类型。

1)峰值异动症(peak-dose dyskinesia):出现在血药浓度高峰期(用药1~2 h),常从病变严重的一侧足部开始发生,除肢体舞动外,还可表现为步态不稳,说话、写字、穿衣、吃饭等困难,且可贯穿于单次剂量的整个药效过程中。

2)双相异动症(biphasic dyskinesia):在剂初和剂末出现,主要表现为腿部肌张力障碍,通常在长期使用某一治疗剂量的药物加重期发生,而且患者之前常已经历过剂峰异动症。

3)"关"期肌张力障碍(off-period dystonia):多发生于血药浓度最低时的

凌晨、清晨服药前,称为晨痉挛,以单侧不对称性的脚趾和腓肠肌持续性疼痛和痉挛为主要表现,多在下一次左旋多巴服用后缓解,或者由于前一日晚间增加药物剂量而得到改善。

2. 步态平衡障碍和姿势平衡障碍 步态及姿势平衡障碍随着帕金森病病情的发展而逐渐严重,患者易在变换体位(如转身、起身和弯腰)时发生跌倒。跌倒可带来一系列严重的后果,如手腕部骨折、髋部骨折、脑部损伤等。在 PD 患者中,44%~53% 会出现冻结步态,在疾病的中晚期,这一比例上升至 80%。典型的冻结步态一般为一个短暂的过程,时间小于 1min,表现为步行停止及患者双脚如同粘在地上。常在上下楼梯、感觉提示下缓解,当患者克服障碍后,行走仍可继续流畅进行。冻结步态最常见于起步及转向运动中,应激或狭小空间会引起冻结步态加重。冻结步态的发生与 PD 患者的跌倒及自理能力减退息息相关。

3. 非运动症状 作为帕金森病临床表现的一部分,容易被医生和患者忽视,但却是影响患者生活质量的很重要部分。非运动症状包括很多方面,如嗅觉减退、疼痛;焦虑抑郁、失眠、日间嗜睡、不宁腿综合征以及快速眼动期行为障碍;便秘、小便控制障碍、直立性低血压及疲劳、淡漠、认知功能下降、幻觉等。有些非运动症状在临床诊断帕金森病之前就已经出现,如嗅觉减退、便秘、RBD 等。临床医生在随访时要注意询问,应给予重视。有些非运动症状是疾病本身所致,如疼痛、不宁腿综合征、便秘,可能通过多巴胺能药物治疗有所改善;还有一些症状是药物不良反应所致,如幻觉、直立性低血压等,可以通过减少或停用相关药物得到改善(具体见药物治疗章节)。除了药物调整外,还应该告知患者及照料者日常起居的注意事项,如有 RBD 的患者,夜间床旁要安装护栏,以免跌伤;也要避免患者伤及伴侣或照料者。直立性低血压的患者要适当增加食盐的摄入量,多饮水,穿弹力袜或裤,防止晕厥。出现幻觉时,要告知患者是帕金森病常见的现象或药物不良反应所致,不要过度紧张和恐慌。就诊时,医生通过与患者沟通解释,可以缓解其焦虑情绪,增加其面对疾病的信心。

4. 评估是否需要调整治疗,及时发现手术适应证 帕金森病是一个不断进展的疾病,随着病程的延长、疾病的发展,患者就会出现药物疗效减退或异动症。此时首先需要调整用药,在适当的时候考虑手术治疗。因此准确地判断手术适应证、把握最佳的手术时间窗就成为内科医生随访过程中非常重要的一个环节。帕金森病患者 DBS 手术的适应证详见外科治疗章节。

5. **康复训练和心理治疗**　不管患者处于帕金森病早期还是中晚期,康复训练和心理干预要始终贯穿于整个随访过程中。医生要向患者强调康复的重要性,给予患者和照料者心理上的支持和帮助。向患者及其照料者宣传疾病的相关知识,鼓励患者积极正确面对疾病,最大限度地维持自主性的活动。早发现、早治疗、缓解症状、减少并发症。

二、患者全程管理

(一) 全程管理概念

目前国内关于帕金森病全程管理的研究甚少,且没有一个确切的概念,随着现代医学对帕金森病治疗的研究不断深入发展,国内外已经有多种抗帕金森病的方法可供选择,如药物治疗、手术治疗等。医护人员在临床进行疾病评估时,可根据患者实际情况选择对症治疗的最佳方案。

《中国帕金森病治疗指南》(第3版)指出,应该对帕金森病的运动症状和非运动症状采取全面综合的治疗,治疗方法和手段包括药物治疗、手术治疗、运动疗法、心理疏导及照料护理等。药物治疗为首选,且是整个治疗过程中的主要治疗手段,手术治疗则是药物治疗的一种有效补充。目前应用的治疗手段,无论是药物还是手术治疗,只能改善患者的症状,并不能阻止病情的发展,更无法治愈。因此,治疗不仅要立足当前,并且需要长期管理,以达到长期获益。帕金森病患者的管理应是综合的、长期的管理。管理内容包括药物治疗、手术治疗、康复、心理疏导及照料护理。

(二) 全程管理模式的探索

帕金森病随着病程的延长而愈加复杂,是目前公认最需要进行全面管理的慢性病之一。而慢性病管理的核心问题是良好的管理模式。下面分别介绍基于医院和居家–社区已经开展的两种帕金森病患者管理模式,供参考借鉴。

1. **基于医院的多学科团队(multidisciplinary team,MDT)管理模式**　北京协和医院神经科的帕金森病诊疗团队,发挥北京协和医院综合实力强的多科优势,于2015年组建了帕金森病的特色多科团队(Peking Union Medical College Hospital Parkinson's Disease– Multidisciplinary Team,PUMCHPD-MDT)。该团队目前除神经内科外,另有14个科室参与帕金森病的综合管理,其中包括神经外科、康复科、营养科、消化内科、耳鼻喉科、皮肤科、泌尿外科、病理科、心理医学科等临床科室,以及放射科、核医学科、病理科、药剂科等临床辅助科室,还有基础所遗传室这样的基础实验室,采取以问题为导向的特色多科团队工作模式,旨在个体化解决帕金森病患者的复杂问题,并希望未来能让更多的帕金森病患者受益。

(1) 提供问题导向的帕金森综合征多学科评估和处理意见:针对跌倒、吞咽障碍、神经源性膀胱、便秘、直立性低血压、晚期失能/失智、共病等问题开展评估和处理。

(2) 为帕金森病患者提供一站式诊疗方案和建议,具体包括为早期诊断的帕金森病患者提供治疗的 MDT 建议,为中晚期帕金森病患者提供 MDT 解决方案。

(3) 开展帕金森病术前评估决策。

2. 基于居家 - 社区的(2642)管理模式　临床机构专科医生的时间和精力是有限的,多数患者管理不可能全由专科医生完成。对于绝大多数患者来说,长期的疾病管理是在家庭内自我管理来实现的。因此,为了提高患者居家自我管理的效果,从 2015 年开始,在 9 省市开展的国家财政重大公共卫生专项"老年期重点疾病预防和干预"项目工作中,开发了帕金森病患者的"2642"居家 - 社区管理模式。该管理模式以居家的患者为中心,组建一支包括疾控机构、医院、基层医疗卫生服务机构以及社工和志愿者等人员在内的随访管理团队,在为期 6 个月的管理周期中,对患者开展 2 次评估(管理前评估和管理后评估)、4 次集体康复训练活动、6 次家庭随访以及 2 次照料者培训。患者随访管理内容及频次见表 5-1。

表 5-1　患者随访管理内容和频次

活动	内容	频次	实施机构或人员
患者评估(管理前后)	患者疾病程度、运动及平衡功能、日常生活能力,照料者负担等	2	疾控和社区人员、神经科医生、康复师等
家庭随访	遵医嘱服药治疗情况、康复训练效果、照料情况及居家环境评估	6	
社区干预	康复训练指导、心理调适等	4	疾控和社区人员、神经科医生、康复师、心理咨询师、社工或志愿者
照料者培训	对家属及其照料者开展药物治疗注意事项、居家康复训练、居家照料知识与技能培训	2	

通过项目的实施和"2642"帕金森病患者居家 - 社区管理模式的不断完善,基层医疗卫生服务机构对帕金森病的防控能力得到加强,患者的症状有明显改善,同时也减轻了家庭照料人员的负担和大医院的诊疗负担。

　　详细的管理办法及康复照料指导,请参见本丛书中《帕金森病社区管理方案》《帕金森病康复及照料手册》的内容。

(刘娜　齐士格　王志会　李志新)

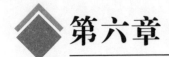

第六章

帕金森病的康复治疗

一、康复目的

帕金森病康复治疗的目的是通过对患者进行全面康复评估与综合康复治疗,减轻临床症状,提高功能独立性,预防继发功能障碍,延缓失能进程,改善生活质量,减轻家庭及社会的照护负担。

二、康复路径

帕金森病患者康复治疗要在康复评定的基础上进行,并应尽早开始。PD康复路径如图6-1所示。

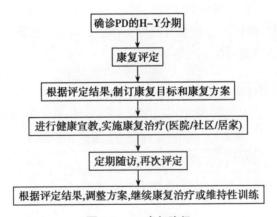

图 6-1　PD 康复路径

三、康复评定内容

康复评定内容如图6-2所示。

1. **肌力、肌张力、关节活动度的评定**　肌力评定采用徒手肌力测试,关节活动度评定采用量角器进行,肌张力评定可采用改良 Ashworth 量表进行(附录2)。

2. **平衡功能评定**　可采用 Berg 平衡量表进行(附录3)。

3. **跌倒风险筛查**　可采用起立行走试验、坐起试验和走直线步数测试评估患者的跌倒风险(附录 4)。

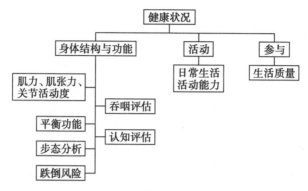

图 6-2 康复评定内容

4. **步态分析** 按照自然步行→快速步行→复杂步行(转弯,跨越障碍物,向侧方或后方步行,步行中突然停下或开始,步行时变换速度,在狭窄路面上步行)→辅助器具下步行的顺序进行目测分析。

5. 是否需要配备适应性或辅助性器具或设施评估。

6. 家庭环境或工作环境评估。

7. 晚期患者压疮风险评估。

8. 患者症状、病情严重程度及日常生活能力评估(附录 7)。

9. 患者生活质量评估(附录 8)。

四、康复策略

不同分期、不同功能障碍患者的康复策略不同,具体见表 6-1。

表 6-1 不同分期 PD 患者的康复干预策略

分期	常见残损及活动受限	康复干预策略
早期 / 轻度	● 可独立,仅很少 / 最小程度的残损和活动受限 ● 出现运动症状但不影响日常活动 ● 运动症状通常为震颤,见于单侧躯体 ● 姿势、步行能力或面部表情的明显改变 ● PD 药物可有效改善运动症状	● 规律运动以改善或维持运动能力及生活质量(肌肉力量、柔韧性、关节活动度、平衡功能、移行能力、身体耐力) ● 积极参加社区类活动以改善或维持社交能力 ● 对患者、家庭和照护者进行疾病、康复锻炼的健康宣教 ● 评估确定是否需要配备适应性或辅助设施 ● 确定是否需要家庭或工作环境改造 ● 早期转诊,为患者、家庭和照护者提供心理支持 ● 必要时转诊给其他专业医疗人员

续表

分期	常见残损及活动受限	康复干预策略
中期 / 中度	● 残损数量和严重程度增加 ● 小到中度的活动受限,参与局限 ● 出现双侧运动症状 ● 躯体运动更加迟缓,僵硬加重 ● 辅助下 ADL ● 平衡、姿势稳定困难,躯干前倾;跌倒次数增加 ● 步态异常明显,可能出现冻结现象 ● 辅助下可移动 ● PD 药物可能出现"开 - 关"效应 ● PD 药物可能引起不良反应,包括运动障碍	● 规律运动以改善或维持运动能力及生活质量(肌肉力量、柔韧性、关节活动度、平衡功能、移行能力、身体耐力) ● 积极参加社区类活动以改善或维持社交能力 ● 使用辅助设施以维持功能 ● 使用轮椅进行社会活动 ● 家庭环境改造 ● 作业治疗以帮助维持功能独立性 ● 患者、家庭和照护者的教育和训练 ● 患者、家庭和照护者的心理支持 ● 必要时转诊给其他专业医疗人员
晚期 / 重度	● 残损数量增加并伴严重程度增加 ● 严重的活动受限,日常活动大部分依赖 ● 步行困难严重,大部分时间在轮椅或床上 ● 所有日常生活活动均需要辅助 ● 严重的参与局限:不能独立生活,常需要全程辅助或被安置在长期照护机构 ● 社交受限 ● 认知问题可能比较突出	● 最大限度保持直立姿势,减少卧床时间 ● 最大限度参与日常生活活动 ● 预防挛缩、压疮、肺炎等并发症 ● 家庭或照护者的教育和训练:安全教育、转移、定位、翻身、皮肤护理 ● 防压疮设施 ● 医疗床、轮椅、机械升降装置 ● 患者、家庭和照护者的心理支持 ● 必要时转诊给其他专业医疗人员

ADL:日常生活活动(activities of daily living)。

五、康复治疗方式

PD 康复治疗方式包括运动疗法、作业治疗、言语治疗等(图 6-3),具体介绍如下:

(一) 运动疗法

1. **关节活动度训练**　训练时,应缓慢、轻柔地使关节在无痛或微痛范围内活动到最大角度,每个动作重复 5~10 次。

(1) 颈部运动训练:缓解颈部肌肉僵硬,改善颈部前倾姿势。

1) 上下运动:头向后仰,双眼注视天花板约 5s,然后头向下,下颌尽量触及胸部。

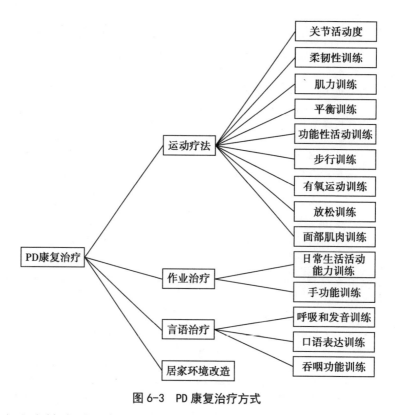

图 6-3　PD 康复治疗方式

2) 左右转动:头面部向右转并向右后看大约 5s,然后面部向左转做同样的动作。

3) 左右摆动:头部缓慢地分别向左右肩部侧靠,尽量用耳朵去触肩膀。

4) 前后运动:下颌前伸保持 5s,然后内收 5s。

(2) 躯干运动训练:保持脊柱中立位,重点练习躯干伸展,防治躯干前倾、脊柱后凸或侧凸畸形。

(3) 上肢运动训练:重点练习肩关节前屈(向前伸直手臂,高举过头并向后保持 10s)、外展(双手臂向外伸直并高举过头)、后伸(双手臂向后伸直在背后扣住,向后牵拉 5s)、旋转(模仿招财猫的动作做屈肘时前臂向前下和向后上的旋转练习)。

(4) 下肢运动训练:重点练习髋关节伸展(直腿后抬)及外展(直腿侧抬);膝关节完全伸直;踝关节背屈(尽力向上勾脚尖)。

2. 躯干和四肢柔韧性训练

(1) 体侧弯练习:躯干向右侧屈,左上肢向右,右上肢向左牵伸,然后做相反动作;或将手臂置于头顶上,肘关节弯曲,双手分别抓住对侧肘部,躯干交替向两侧弯曲。

（2）仰卧躯干扭转

动作 1：面部向上，双手屈曲、双手相握，双脚踩在床上。头缓慢向左侧转动，双下肢向右侧转动，然后做相反动作，如此反复运动。

动作 2：面部向上，双侧肩外展 45°，肘屈曲 90°，双脚踩在床上。左上肢做外旋运动和左肩向外转动，右上肢做内旋运动和右肩向内转动，然后做相反动作，如此反复运动。

动作 3：面部向上，双侧肩外展 90°，肘屈曲 45°（或 90°），双脚踩在床上。左上肢做外旋运动和左肩向外转动，头向左侧转动，右上肢做内旋运动和右肩向内转动，双膝向右侧转动，然后做相反动作，如此反复运动。

（3）腘绳肌牵伸：坐位，左侧下肢屈曲，右侧下肢伸展，右足顶在墙面上，躯干前倾，牵伸右下肢后面的肌群。双侧下肢交替进行。

（4）股四头肌牵伸：站立位左手扶栏，右手握住踝关节，用力屈曲右膝关节，使足跟靠近臀部。双侧下肢交替进行。

（5）腓肠肌牵伸：面向墙壁站立，双手扶墙，左下肢屈曲，右下肢伸展，保持足跟不离地，牵伸右小腿后方肌肉。双下肢交替进行。

每个动作持续 15~60s，重复 4~10 次，1 次 /d，每周 3~5d。

3. 肌力训练

（1）徒手肌力训练：重点包括股四头肌（仰卧位直腿抬高，坐位下膝关节伸展）、腘绳肌（俯卧位或坐位下膝关节屈曲）、臀大肌（俯卧位或站立位下髋关节后伸）、臀中肌（侧卧位或站立位下髋关节外展）、背伸肌（俯卧位或站立位下脊柱后伸）、颈伸肌（俯卧位、坐位或站立位下颈部后伸，同时可将双手交叉置于颈后给予阻力）、胫前肌（仰卧位或坐位下踝关节背屈）、腓肠肌（仰卧位或坐位下踝关节跖屈），每个动作持续 6~8s，重复 10~12 次为 1 组，2 组，每周 2 次。

（2）抗阻肌力训练：可将弹力带一端固定，一端套在肢体远端，进行抗阻伸髋臀大肌肌力训练、抗阻伸膝股四头肌肌力训练、抗阻踝背屈胫前肌肌力训练、抗阻踝跖屈腓肠肌肌力训练等。

4. 平衡功能训练　指在改变患者重心位置或缩小支持面的情况下，通过调整重心重新维持身体平衡。基本原则是在保持身体良好对线的基础上进行；根据病情选择训练体位，使重心由低到高；逐渐扩大身体的稳定性，使重心摆动幅度由小到大；由静态稳定性训练逐渐过渡到动态平衡训练；逐步提高训练难度，从睁眼练习逐渐过渡到闭眼练习，防止患者精神紧张。

（1）坐位平衡训练：在床边或椅子上进行坐位躯干旋转或前后左右向倾斜

活动→增加头部和上肢的活动→在体操球上进行坐位前后或左右向重心转移训练,或在各方向对患者施加轻推或轻拉的力,打破平衡状态,再让患者通过自我调整恢复平衡。

(2) 站立平衡训练:逐渐缩小支持面的面积,维持稳定的站姿:双足平行站立→足尖接足跟站立→单足站立→足跟站立→足尖站立。逐渐减小支持面的稳定性,维持稳定的站立:地板→地毯→体操垫→泡沫塑料→石子地→可动支持面(体操球或平衡板)。

(3) 动态平衡训练:一侧下肢支撑,另一侧下肢做前后或左右向跨步练习;单脚侧向踏板运动,站稳后患者抬单脚放于侧面约 10cm 的木板上;正向踏板运动,站稳后抬单脚放于面前约 10cm 的木板上,逐渐增加木板高度以增加训练难度;转身;蹲下或踏一步去拿物品,逐步增加物品重量以增加训练难度;抛接球练习。

5. 功能性活动训练

(1) 翻身训练

1) 辅助下翻身练习:患者仰卧位翻身时,照护者先帮助其头转向一侧,将一小腿放在头转向侧,帮助其双臂上举,向头转向侧摆动双臂,然后一手推其肩部,另一手推骨盆,完成翻身动作。

2) 独立翻身练习:指导患者首先向翻身的方向转动头部,然后屈腿,用足支撑床面,转向侧对侧的手跨过躯干,抓住转向侧的床栏,随着骨盆的转动完成翻身。

(2) 桥式运动:仰卧位下屈曲膝关节,双足支撑床面,抬起臀部,保持髋部伸展。

(3) 起坐训练:反复进行坐下 – 起身训练,通过降低椅子高度、双臂交叉抱在胸前、坐在沙发或软椅上等方式来增加训练难度。

(4) 转移训练:晚期患者要进行床和轮椅之间、轮椅与坐便器之间的转移练习。

6. 步行训练

(1) 冻结步态:在开始走路前,练习原地高抬腿踏步,决定先迈出哪只脚,通过喊口令促使迈出第一步;增加听觉刺激,一边喊口令,一边步行;增加视觉刺激,一边注视放在床上的目标,一边步行或在激光笔引导下步行。

(2) 慌张步态

1) 针对步幅减小情况:①练习大幅摇摆上肢,增大步幅行走(每日 1h,每周 4d);②在地板上画两条竖线 [或放置间隔水平线(斑马线)],竖线之间分开

20cm 左右，再在竖线上画横线，每条横线间隔 60~80cm，两条竖线上的横线间隔排开，让患者两足踩在两条竖线的横线标记上迈步行进；③练习跨越障碍物行走，在前面设置 8~10 个 5~7cm 高的障碍物，让患者行走时跨越，避免小碎步；④练习在狭窄和不平的路面上行走。

2) 针对步行中愈走愈快情况：治疗师可提醒患者步行时双眼直视前方，保持身体直立及双下肢均衡负重，避免躯干前倾，起步时足尖要尽量抬高，落地时先足跟着地再足尖着地，跨步要尽量慢而大；治疗师与患者相对站立，二者同时双手持木棍的两端；在行走时，治疗师指引患者双上肢交替摆动，并且在这种相对行走中，按指令练习听号令急停、改变步行方向或转弯。

7. 有氧运动训练　患者可采用快走、慢跑、游泳、骑车、舞蹈、健身操等运动方式，运动强度一般为最大心率的 40%~80%（最大心率 =208−0.7× 年龄），同时参考自觉劳累程度分级来确定。每次 20~30min，每周 3~5 次。

8. 放松训练　患者时常进行深而缓慢地呼吸练习，腹部在吸气时鼓起，在呼气时放松，并想象放松全身肌肉，如此反复练习 5~15min。也可酌情采用瑜伽、太极拳、气功或放松性医疗体操等。

9. 面部肌肉训练　治疗师指导患者对着镜子做下面的动作，每个动作重复 3~4 次：面部肌肉按摩、用指尖轻叩整个脸部、抬额、皱眉、睁眼、闭眼、旋转眼球或向对侧运动眼球、鼓腮、张口、闭口、噘嘴、咧嘴、伸舌、舌尖上下左右运动、用舌舔面颊内侧、微笑、大笑、露齿而笑、吹口哨。

（二）作业治疗

作业治疗是通过设计有目的的活动，来治疗或协助功能障碍者，使其获得最大的功能独立性。PD 患者的作业治疗包括：

1. 日常生活活动能力训练

(1) 进食练习：对于进食速度减慢的患者，只要能自己进食就应鼓励其自己进食。进食困难者，应注意调整食物的性状，选择易咀嚼、吞咽的温热食品，少量多次。选择易操作的合适餐具，配合必要的辅助器具，如：使用重一点的汤匙，可以帮助减少手的震颤；饭碗底部放防滑吸盘，防止饭碗被患者推动；菜碟下放防滑垫；使用防泄漏的水杯，水杯配有盖子和吸管，以免将杯中的水洒出；采取舒适的进食体位，坐得靠餐桌近一点，双手和手肘都搁置在餐桌上，以便借力。

(2) 穿衣指导：治疗师鼓励患者尽量自己完成穿衣动作，必要时给予适当的帮助。选择宽松的衣服，对于穿衣系扣有困难的患者，可选择前开身的衣服，最好改用拉链或粘扣，如果必须要选用带纽扣的衣服，则要选一些纽扣大的衣服;穿裤子时,应先坐着穿好两条裤腿,然后慢慢站起来,站稳后再将裤子拉起来;不要选择需要系鞋带的鞋类,最好穿有粘扣的鞋,穿鞋时,可以借助长柄鞋拔,或者将脚搭在矮凳上。

2. 手功能训练　患者应经常伸直掌指关节,展平手掌,可以用一只手抓住另一只手的手指向手背方向按压,防止掌指关节屈曲挛缩;反复练习握拳和伸指的动作;反复练习手指分开和合并的动作;手指抓放训练;手指对指训练;手精细动作训练,如捡豆豆、花生米等。

同时,针对不同运动障碍,患者应选择适合自己的作业活动进行练习。例如,以肌强直、运动减少、震颤为主要表现的患者,可练习砂纸打光、黏土操作、倒退行走、毛衣或线绳抽丝、织衣服、木工拉锯、扔球或套圈游戏;以手腕活动困难、分指困难、上肢摆动减少、动作缓慢为主要表现的患者,可练习解纽扣和系纽扣、编流苏花边、编线、十字绣、编竹藤、电脑键盘操作、折纸、翻绳游戏、乐器弹奏。

(三) 言语治疗

1. 呼吸和发音训练　治疗师可采用励-协夫曼言语治疗技术对患者进行训练,包括持续元音发音最大时长,如指导其用腹部深吸气后,再尽可能长时间的发元音 a,最好持续 15s 以上;声音强弱和高低的控制,依次数"1、2、3、4、5 ",从小声至大声或随着乐声喊"do、re、mi、fa、so、la、si、do",试着喊 2 个八音度;用力腹式呼吸练习,将手放在腹部,用鼻吸气 3s 后再用口呼气 3s,并逐渐延长;朗读或唱歌练习。

2. 口语表达训练　患者调整气息,张大口发音,形成缓慢、逐字发音清楚的说话习惯;也可以随着钟表的节奏进行说话练习,比如"1、2、1、2……"或"我的名字是 ××"。

3. 吞咽功能训练　治疗师用冰棒刺激患者口唇肌或咽部诱发吞咽反射;声门闭锁训练;减少每一口的进食量;每次咀嚼后空吞咽 2 次;使用增稠剂或藕粉调节食物性状;避免食用生蔬菜、坚果、花生等可能难以吞咽的食物。

(四) 居家环境改造

帕金森病患者对环境及生活习惯的改变适应比较慢,故应尽量避免大范围改变居家环境。同时,他们对新环境的理解力会随着其认知能力减退而减弱,容易对新事物的适应产生困难,应减少使用复杂装置。为预防跌倒,应避免在地面中间和行走区域放置可能影响患者行动的物体,不使用门槛;对容易滑倒的区域,如卫生间和厨房地面进行防滑处理;保持地面平整,尽量不使用茶几、小地毯;为患者准备有垂直靠背和扶手的椅子;将经常使用的物品摆放在显眼、方便的位置,便于拿取;在患者经常活动的区域以及浴室内加装扶手以及紧急寻呼装置。

六、康复治疗注意事项

1. 鼓励生活自理和尚能自理的患者利用家庭和社区现有环境设施积极锻炼,根据其生活习惯和个人喜好及家庭社区环境的不同,让患者参与制订康复训练计划。患者选择何种运动方式、做多大的运动量应坚持个性化原则,量力而行、适可而止。

2. 选择患者觉得最放松、活动最自如、最灵活,即药效高峰时进行康复训练,训练时衣服要宽松、舒适,鞋子要坚固、轻便。患者在进行运动康复时,要特别注意预防跌倒发生。

> **要点提示**:康复干预治疗是帕金森病治疗的一个重要方面,可以帮助减轻功能障碍,延缓失能进程,而且越早开始进行,患者获益越大。不同分期患者的康复重点和策略不同。康复治疗方案需要在康复评定的基础上结合患者的实际需求进行,评定需要反复多次进行以根据患者功能障碍的变化调整治疗方案。康复治疗方式包括运动治疗、作业治疗、言语治疗以及必要的辅助器具配备等,具体可针对每位患者的情况采取个性化的治疗。加强患者教育、提高康复训练的依从性是取得良好康复疗效的关键。

（刘　颖）

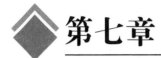

第七章

帕金森病的营养治疗、心理疏导与照护

一、营养治疗

(一) 营养问题常见原因及处理对策

1. **疾病自身原因**　肌强直和震颤是帕金森病的核心运动症状,均能增加机体耗能。此外,帕金森病还伴有自主神经功能紊乱,其中消化系统功能障碍尤为显著,表现为胃肠蠕动减弱、胃痉挛、便秘等,晚期可出现吞咽困难及饮水呛咳等,均可导致营养问题。

2. **药物不良反应**　抗帕金森病药物几乎都有不同程度的消化系统不良反应(表 7-1)。左旋多巴制剂、多巴胺受体激动剂和儿茶酚 –O– 甲基转移酶抑制剂(COMTI)常可导致恶心、呕吐和厌食。左旋多巴制剂、多巴胺受体激动剂、抗胆碱药物(苯海索)、多巴胺促泌剂(金刚烷胺)等药物均可导致便秘。

表 7-1　抗帕金森病药物消化系统不良反应

药物种类及名称	胃肠相关不良反应
左旋多巴复合制剂	
左旋多巴 / 苄丝肼(美多巴)	恶心 / 呕吐、厌食、便秘
左旋多巴 / 卡比多巴(卡左双多巴缓释片)	便秘、腹泻、消化不良、胃肠道疼痛
多巴胺受体激动剂	
吡贝地尔	恶心 / 呕吐、厌食、便秘
普拉克索	恶心 / 呕吐、口干、便秘
罗匹尼罗	恶心 / 呕吐、腹痛
罗替高汀	恶心 / 呕吐
抗胆碱药物	
苯海索	口干、便秘
多巴胺促泌剂	
金刚烷胺	便秘
单胺氧化酶 B 抑制剂	
司来吉兰	恶心 / 呕吐,加重胃溃疡
雷沙吉兰	消化不良、食欲缺乏
儿茶酚 –O– 甲基转移酶抑制剂	
恩他卡朋	恶心 / 呕吐、厌食、腹泻

3. 处理对策

（1）营养监测：对于帕金森病患者应该常规进行体重、血液生化检查等。

（2）营养状况的检测和评价：及时发现并排除可能导致患者营养不良的相关危险因素。

（3）及时治疗：一旦出现营养问题导致的疾病症状，如骨质疏松、贫血等，需要以神经内科为主，多学科共同参与诊治，尤其需要营养师对其治疗中可能引起的营养问题进行评估，给予膳食搭配指导。

4. 常见伴发情况处理

（1）便秘：首选饮食疗法。给予高膳食纤维饮食和饮水疗法（每日至少1 500~2 000mL）；定期锻炼和经常性腹部的主动和被动运动。当上述方法无效时，应采用药物治疗。缓泻剂（如麻仁丸、大黄片、番泻叶等中药）治疗便秘的效果确切，但是强力导泻药物不建议长期使用。粪便嵌塞时，可用开塞露栓剂。胃肠动力药物，如多潘立酮、莫沙必利，是外周多巴胺受体拮抗剂，可直接阻断胃肠道多巴胺受体，促进胃肠蠕动，可增加左旋多巴的吸收，提高利用率，对帕金森病患者的便秘较为有效。但是，该药有加重心律失常的不良反应，伴发心律失常的患者需要慎用。

（2）吞咽困难：超过 50% 的患者，病情晚期会因为消化道肌肉僵硬出现吞咽困难。吞咽困难可导致体重下降、营养障碍，因为呛咳导致的误吸或吸入性肺炎是常见的死亡原因。可通过吞咽康复训练，改变食材性状等方式改善吞咽情况，防止误吸。对于症状较为严重的患者，可考虑留置胃管或行胃造瘘，以保证患者的胃肠道营养供应和药物给予。

（3）恶心、呕吐及厌食：恶心、呕吐是抗帕金森病药物常见的不良反应，可以调整服药时间，非左旋多巴类药物可以在饭后或与食物同服，以减少胃肠道不适。加用多潘立酮、莫沙必利等胃肠动力药物，也可有效减少多巴胺类药物的外周不良反应。

（二）日常膳食搭配指导原则

1. 个体化原则　不伴有其他慢性疾病的帕金森病患者，早餐和午餐宜采用高碳水化合物、高脂肪饮食，而晚餐宜采用高蛋白饮食；同时患有糖尿病、高血压、高脂血症的帕金森病患者，则需要有针对性地限制糖分或脂肪的摄入。

2. 阶段化原则　即使同一个帕金森病患者，在不同的病程阶段，所选择的膳食类型也不相同。早期或轻度帕金森病患者选择普通饭或软饭，中期或中度患者宜选择软饭或半流质，而晚期或重度患者则需要选择流食或管饲饮食。

3. **饮食特点**　通常老年人基础代谢降低、活动减少,对总能量的需求逐渐下降。然而,帕金森病患者因静息耗能增加,所需能量常稍高于同年龄段的正常人,尤其是伴有异动症表现的帕金森病患者,每日所需能量相当于从事中等体力劳动者所需能量。

对单纯的帕金森病患者,一般提倡高糖、高脂肪饮食,能量主要来源于碳水化合物,碳水化合物与蛋白质供能比例应维持在(4~5)∶1,与正常人基本相当。所谓的"高糖、高脂肪饮食",并非无节制地摄入糖、脂肪,而是有限制的。正常人(老年人)脂肪功能占总热量的 20%~25%,碳水化合物约占 55%,而帕金森病患者脂肪供能约占总热量的 30%,碳水化合物约占 60%,较正常人稍高,过多的糖类和脂肪摄入对于疾病治疗也无益,因此需要合理搭配膳食。

4. **膳食配比核心推荐**　根据《中国居民膳食指南(2016)》,结合帕金森病患者自身特点,对于日常的膳食配比做如下推荐:

(1) 食物多样,谷类为主:每日膳食应包括谷薯类、蔬菜水果类、鱼禽蛋奶类、大豆坚果类等食物。平均每日摄入 12 种以上食物,每周 25 种以上。每日摄入谷薯类食物 250~400g。

(2) 多吃蔬菜、奶类和大豆:保证每日蔬菜摄入 300~500g,深色蔬菜占 1/2。保证每日摄入 200~350g 新鲜水果,果汁不能代替鲜果,吃各种各样的奶制品,相当于每日液态奶 300g。经常吃豆制品,适量吃坚果。由于蛋、奶等食物中的蛋白质可能影响左旋多巴的吸收,建议与左旋多巴类药物间隔 1.5h 以上食用,或采取夜间食用,尽量避免影响白天的药效。

(3) 适量吃鱼禽蛋肉:每周吃鱼 280~525g,畜禽肉 280~525g,蛋类 280~350g,平均每日摄入 120~200g。优先选择鱼和禽类。少吃肥肉、烟熏和腌制的肉制品。

(4) 少盐少油,控糖限酒:培养清淡饮食习惯,少吃高盐和油炸食物。足量饮水,每日 1 500~2 000mL。提倡饮用白开水和茶水。研究显示,长期饮用绿茶和咖啡可有效降低帕金森的患病风险。

二、心理疏导

(一)帕金森病患者常见心理问题

1. **惧怕疾病**　患者对于疾病的恐惧贯穿了病程的始终,不同疾病阶段,心理表现不同。在刚得知自己罹患帕金森病后,患者常会陷入极大的焦虑中。"什么是帕金森病?""帕金森病是绝症吗?""帕金森病会让我瘫痪吗?""帕金森病会让我痴呆吗?""我该怎么办?"等各种疑问洪水猛兽般涌来,严重困扰着患者。在疾病的中后期,随着对疾病知识的了解,患者更多地对疾病和治疗方法错误判读,"左旋多巴吃多了会上瘾""药物不能吃那么多重,不良反应太多""我是不是应该停一段时间的药,免得出现药物耐受""我最终就是瘫在床上"等观点的出现,说明患者在恐惧中对疾病的错误理解。

2. **悲观逃避**　运动迟缓导致面部表情减少,说话时缺少肢体语言,由于咽喉肌和呼吸肌受累,也会导致言语功能受影响。朋友或家人可能会因此认为患者呆板、苦恼、没兴趣,甚至认为患者出现了痴呆表现。但其实患者可以充分意识到上述态度,从而产生巨大的压力,对自我的认同度降低,害怕身边的亲人和朋友知道自己的疾病,因此出现悲观逃避的行为,例如不愿参加家庭或朋友聚会,不愿参加集体活动,避免外出,孤立自己,甚至会出现挫败感、自责和负罪感,认为自己连累家人。

3. **过度依赖**　随着疾病进展,患者的运动能力下降,还会出现依赖感冲突、孤立、家庭角色改变、缺乏自信,他们会害怕失去家人的关心。由于低动力状态、自我认同度的下降,22%~70% 的患者会出现抑郁。虽然抑郁症状本身是帕金森病非常常见的非运动症状,与大脑的病理改变相关,但是患者的心理状态也同样会影响抑郁的发生和严重程度。

(二) 心理干预

帕金森病伴随的精神心理问题,除了疾病本身带来的,也来自患者对疾病的未知。在了解疾病并系统学习如何处理疾病所带来的生活困难后,患者的焦虑常会随之减轻。因此,我们需要从以下方面对患者及其家属进行教育。

1. **基础知识学习**　增加患者对于帕金森病基础知识的了解和学习。首先需要全面、基础地了解什么是帕金森病,帕金森病需要如何进行治疗,让患者了解自己在未来的日子里需要面对怎样的一个疾病,所谓"知己知彼,百战不殆",了解疾病才能有信心战胜疾病。

2. **建立治疗信心**　给患者展望帕金森病治疗的前景和发展,让患者充分感受科学研究还在不断进步,仍然有新的药物和治疗方法在不断涌现,因此要对自己、对治疗、对未来充满信心。

3. **专业心理干预**　随着病情的变化,例如病程中出现的平衡障碍和跌倒风险、运动波动导致的运动症状控制不佳都可能导致抑郁、焦虑的持续存在。

研究发现,认知行为疗法在此类患者中非常有效,可考虑用于轻症患者或用于中重度患者的添加治疗。

4. **家庭治疗**　帕金森病患者照护者的精神情绪问题常被忽略。其实帕金森病不仅影响患者本人,也常导致照护者出现情绪异常。他们需要面对疾病和照护带来的经济问题、工作问题、个人生活状况的改变以及自我爱好和活动的改变,负罪感、生气、不满足常出现在照护者的情绪中。因此,对照护者进行心理干预也是非常必要的。进行家庭治疗,有利于改善照护者的心理健康状况,同时也能改善患者的心理健康状况。

三、居家照护

(一)居家照护评估

1. 评价患者和家属的疾病常识

(1)帕金森病相关知识:需要评价患者和家属是否了解帕金森病相关知识,包括疾病的特点、运动症状、非运动症状、可能出现的运动并发症、主要治疗手段、正确的药物服用方式、药物可能引起的不良反应、康复治疗法以及帕金森病手术治疗等。

(2)居家照护相关常识:需要评价患者和家属是否了解居家照护相关常识,包括衣、食、住、行等各方面的要求。

2. 评价患者的疾病状态

(1)患者一般状态:包括患者的生命体征、日常生活状态(饮食、睡眠、活动)以及伴随疾病情况。

(2)帕金森病运动症状:包括患者是否存在运动迟缓、肌强直、震颤、姿势平衡障碍、吞咽障碍等。

(3)帕金森病非运动症状:包括患者是否存在睡眠障碍、认知功能障碍、精神情绪障碍、尿便功能障碍等自主神经功能异常。

3. 评价照护家庭的家居环境配备

(1)家居配备:需要评价患者的家居条件是否符合帕金森病患者的起居需求。

(2)生活环境评估:需要评价患者周边活动环境是否符合帕金森病患者的活动需求。

(二)居家照护原则和要点

1. 对患者和家属进行健康教育,使其对帕金森病及相关疾病的知识有所了解。

2. 针对患者的一般状态进行照护

（1）家中配备必要的急救药物和相关疾病的急救设备，如家用血压计、血糖仪和血氧检测设备。

（2）在家中显著位置标注附近医疗机构的联系方式、交通方式，熟记监护人和家庭医生的联系方式，保持沟通及联系。完整保存患者既往的就诊资料和服药情况，便于出现急性事件时报告急救人员。

（3）如果患者存在认知、精神及行为障碍，不能及时主诉不适或生活需求，需要培训家属能够细致观察患者，准确判断其一般状况和疾病情况，以确保患者的生活及用药。

（4）卧床患者照护：预防压疮和坠积性肺炎等。可以让专门护理人员进行皮肤的评估，评估内容为全身皮肤的完整性、颜色、弹性、温度及感觉等，对于骨突部位需要重点观察，注意有无发红、破溃等。一旦发现皮肤压红、破溃，应该及时就医，进行相应的处理。

3. 针对帕金森病运动症状进行照护

（1）规律服药，观察药物对症状的改善情况，疾病前后及服药前后的对比，可通过服药日记对每日的服药、病情变化和不良反应等情况进行记录，如有异常，及时就医。

（2）存在震颤的患者，避免使用锐器、道具，减少精细操作，注意接触高温物品时的防护，加强穿衣、进食及服药照护。

（3）存在僵直或步态障碍的患者，避免快速起立、转身、停止等动作，防止摔倒。

（4）存在行动迟缓的患者，避免人群密集公共场合，避免独自穿越斑马线；加强日常行走、出行照护，注意交通安全，加强康复锻炼。

（5）存在步态不稳的患者，避免独自乘坐扶梯、交通工具；避免紧急接听电话等，加强日常行走、出行护理；注意交通安全，加强太极拳等康复锻炼。

（6）上述症状如有加重，需要重点关注是否伴有发热，是否存在无力、抽搐，是否饮食习惯改变，近期是否服用可能导致症状加重的药物等。

（7）如果出现吞咽困难，需要判断吞咽困难的严重程度及误吸的风险，可以去医院进行洼田饮水试验。必要的吞咽康复训练对患者也是很重要的。采用坐位并低头进食，进食后反复几次空吞咽或饮少量水再进食，避免口腔内的残留导致误吸。根据吞咽严重程度选择食物形状，对于咀嚼和食物运送困难的患者，可采用半固体或糊状食物；对于有严重吞咽困难的，对有鼻饲指征的

PD 患者需要及时下胃管或接受胃肠造瘘,保证营养摄入,减少吸入性肺炎发生率。合理选择餐具,尽量让患者自行完成饮食的全过程。进餐后避免立即躺下,应给予清洁口腔,排痰后再躺下。除上述措施,可积极采用口腔咽喉肌训练,改善吞咽功能,避免呛咳。

4. 针对帕金森病非运动症状进行照护

(1) 精神障碍:对于抑郁、焦虑、淡漠、幻觉、冲动控制障碍等精神情绪异常,需要评估症状类型、严重程度及危害性,评估有无应激事件或伴随疾病状态,加强心理护理,注意交流沟通,关心安慰,安抚情绪,鼓励患者积极配合治疗。防止出现自杀等意外。

(2) 睡眠障碍:评估症状类型(失眠、快速眼动期行为障碍、不宁腿综合征、周期性腿动)和严重程度,分析睡眠与帕金森病病情或药物治疗间的相互关系,评价其对生活质量的影响。合理安排睡眠时间,保持良好的睡眠习惯及睡眠环境,严重时及时就诊。

(3) 尿便功能障碍:观察尿便障碍的严重程度及对生活质量的影响,评估症状与服药的相关性。针对便秘的患者,应合理安排膳食结构,摄入足量水分,补允膳食纤维,保持良好的排便习惯,加强臀部及肛门护理。针对排尿障碍患者,应积极排查是否存在泌尿系统疾病;出现尿失禁的患者,应加强尿道护理,避免出现感染;出现严重尿潴留的患者,应及时给予留置导尿,需要注意导尿期间,多行尿道口消毒,多饮水,多活动,尿管勤更换。如有膀胱造瘘,注意保持造瘘口的清洁,定期更换尿袋,预防感染。

(4) 直立性低血压:可从以下方面共同预防直立性低血压的出现及影响。①保证每日水分摄入(1 500~2 000mL),起床前可少量饮用冰水;②使用弹力袜和腹带,尤其是在长时间站立和进餐后;③可采用 30° 卧位,避免卧位高血压的出现;④避免过快的体位变化;⑤如服用升压药,注意患者是否存在卧位高血压和餐后低血压,酌情调整服药时间。

(5) 认知功能障碍:帕金森病患者的执行功能和视空间功能常受损明显,可在早期就开始进行相关的认知训练,如三维绘画训练、手部精细运动训练等有助于延缓认知功能损害的发展。当患者出现较为严重的认知功能损害时,就需要加强监护,防止患者走失。当患者认知功能损害伴随精神情绪异常,严重影响生活质量,应及早到专科医生处就诊,早期干预,规避风险。

5. 家居环境设置

(1) 客厅

1) 尽量留出比较大的过道和空间,方便行走,尤其是伴有冻结步态的患者,可以在地面粘贴标志线,间隔30cm,帮助步行的锻炼。

2)家具:椅子不能选用太软、太矮、没有扶手、可活动的,可选较高、较硬挺、有扶手、靠背直,可加硬的坐垫。

3)摆设:最好不要铺设地毯,如果家中有地毯,定期检查地毯的边缘,不平整的地毯及时弃用。

(2)卧室

1)门把手:不要使用圆形的,建议使用长的把手,方便开门。

2)衣柜:建议使用推拉门的衣柜,不要使用拉门的衣柜,对于平衡不好的患者,容易导致跌倒。

3)床:对于翻身、坐起不方便的患者,带护栏的床,更便于活动;对于有夜间行为障碍的患者,使用带护栏的床可防止出现坠床等意外;对于存在直立性低血压、卧位容易高血压的患者,睡觉时可适当抬高床头。

4)电灯:最好使用遥控器来控制电灯,或者在床头增设双控开关,减少上下床的次数,可选用触摸式的开关,更方便。建议使用较高功率的灯泡,提高居室亮度。

(3)卫生间

1)用浴帘替代厚重的玻璃门,使用防滑垫和防滑椅。

2)水龙头:感应式,仅简单触摸即可开启长的,喷射距离较远的,更加方便。

3)使用手持式喷头,淋浴更加方便。

4)墙上可安装防滑扶手,防止在浴室中跌倒,且方便坐起。

综上所述,我们需要重视帕金森病患者日常膳食的个体化搭配,保证患者的营养需求,长期监测、及时处理相关胃肠道不良反应,可给予患者生理能量保证,让他们有足够体力与疾病抗争;需要重视帕金森病患者的心理健康,帮助他们树立正确的疾病观,及时发现和干预在疾病过程中出现的心理问题,鼓励他们保持乐观的心态与疾病做斗争,可以给予患者心理能量保证,需要重视患者的日常生活照护,适度从旁协助和设置良好的家居环境,可给予患者安全能量保证,有家人和朋友的陪伴、照料会让他们在与疾病抗争的道路上更有自信和安全感。

对于帕金森病患者的社区管理机构或服务人员,应重视患者居家照护体系建设(图7-1),做好疾病与照护知识的宣教,掌握症状评估与居家环境评估的内容和方法,指导患者及其照护者做好治疗、康复及照料。

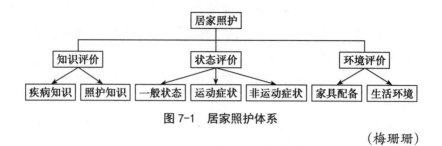

图7-1   居家照护体系

（梅珊珊）

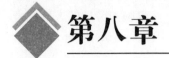

第八章

帕金森病的危险因素与筛查

一、危险因素

中脑黑质的多巴胺能神经元变性死亡导致脑内多巴胺含量降低,是引起帕金森病临床症状的直接原因。但导致黑质多巴胺能神经元变性死亡的确切发病机制尚不完全清楚。因此,寻找帕金森病的危险因素尤为重要。研究表明,帕金森病是由多种因素交互作用引起的。

1. **遗传因素** 研究发现,帕金森病与多个易感基因位点有关,包括 *UGH-L1* 基因、α-*synuclein* 基因、*Parkin* 基因等。但帕金森病的遗传易感性并非由某种特定基因决定,而是环境与遗传因素共同作用的结果。病例-对照研究显示,帕金森病阳性家族史是帕金森病最重要的危险因素,这种家族聚集现象可能与共同的生活环境和相似的生活习惯有关。

2. **环境因素** 长期暴露于锰、铁、铅、铜、镉等重金属,以及有机磷农药、杀虫剂、百草枯、持久性有机污染物、双酚 A 等,均可引起帕金森病样症状。流行病学、体内动物实验及体外细胞培养均提供了环境暴露与帕金森病发生、发展相关性的证据,但目前尚未直接证实环境化合物暴露与帕金森病之间的关系。遗传易感性和环境因素的交互作用是帕金森病病因学未来研究的方向。

3. **生活行为因素** 喝绿茶是帕金森病的保护性因素。部分研究发现饮酒和吸烟也是保护性因素,但研究结论不完全一致,目前还存在争议。喝咖啡对帕金森病的影响尚不明确。适度到剧烈程度的运动锻炼可降低帕金森病的发病风险。膳食是影响帕金森病的另一重要因素,过量摄入单糖、双糖及动物性脂肪可能增加帕金森病的发病风险,而维生素 D、维生素 C、维生素 E 及 β-胡萝卜素(维生素 A 前体)有降低帕金森病发病风险的作用。

4. **疾病史** 脑外伤、重大精神创伤或抑郁病史是重要的帕金森病危险因素。研究发现,抑郁可能是帕金森病的早期症状,而重大精神创伤可能是抑郁的诱发因素。此外,糖尿病、高血压和高胆固醇病史也可增加帕金森病的发病风险。

5. 社会因素　帕金森病多发于中老年人。不少研究资料显示,与年龄相关的神经系统老化可能是帕金森病发病原因之一。从事脑力劳动的人群帕金森病发病风险可能更高,但目前证据不充分。社会因素可受遗传、环境、生活方式等因素影响,因此难以得出较为明确的结论。

二、高危人群的识别与随访

(一) 发现前驱期帕金森病 / 高危人群

帕金森病是一种慢性的神经系统变性疾病,和其他种类变性疾病一样,隐匿起病、逐渐进展,现有各种医疗技术手段尚无法逆转其病理过程。早期诊断或预测患病风险,筛查出高危人群,给予长期随访管控及疾病干预治疗,对于提高该病的诊治水平,改善疾病转归,提高患者的生存质量有着重要意义。

2015 年国际运动障碍协会(MDS)发表了前驱期帕金森病的研究标准,将帕金森病分为 3 个阶段:临床前期、前驱期和临床期帕金森病。

临床前期指存在神经系统退行性改变,但无任何症状的阶段。

前驱期指存在运动或非运动症状、体征,但尚不足以诊断帕金森病的阶段。

前驱期帕金森病的诊断,既考虑帕金森病风险因素的暴露(如男性、频繁毒物暴露、职业溶剂暴露、每周摄入少于 3 杯咖啡或 6 杯茶、不吸烟、遗传因素等),也重视已出现的非运动症状(如快速眼动期行为障碍、日间过度嗜睡、没有达到诊断标准的帕金森样症状、嗅觉丧失、便秘、抑郁等)及实验室异常(如多巴胺能 PET/SPECT 明显异常)等(图 8-1)。由此计算出发生帕金森病的似然比,对照年龄范围可以判断该个体是否处于前驱期状态。但是,这些仅

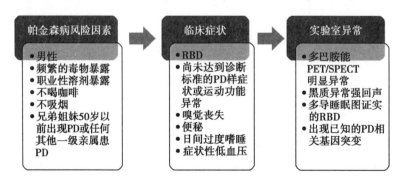

图 8-1　发现前驱期 PD/ 高危人群

PET:正电子发射断层显像(positron emission tomography);SPECT:单光子发射计算机体层摄影术(single photon emission computerised tomography)。

说明该个体已经具备了前驱期的条件,并不能够预测转化为帕金森病的过程和时间。

临床期指通过典型的运动症状可以诊断帕金森病的阶段。

高危人群指处于前驱期的人群,识别前驱期的目的在于为神经保护治疗研究提供可能,因此并非临床适用。

临床期帕金森病的诊断,主要依靠运动症状,前驱期帕金森病的诊断则更多地依赖非运动症状。其中,嗅觉减退、自主神经功能异常、睡眠异常(RBD、EDS)经常出现较早,甚至出现在运动症状出现前 10 年以上。对于社区医生来说,除了帮助筛选出存在帕金森病相关运动症状的患者,如果有条件还要多关注这些重要的非运动症状。对于处于前驱期帕金森病患者,前述多个非运动症状相继出现,未来发展成帕金森病的概率大大增加,尤其是出现 RBD 或不明原因的嗅觉减退,或者二者兼而有之的人群,需要密切观测。建议社区医生将早期识别的高危人群转诊到变性病或 PD 专科医生处行进一步诊治。

前驱期的各种标志及一些明确的危险因素与帕金森病的发生显著相关,其预测能力各不相同。在多个前驱期症状中,预测能力最强的是 RBD(即快速眼动睡眠期间躯体肌张力弛缓缺失,导致梦境中的思想活动以动作的形式表现出来,往往导致暴力或伤害的结果。患者表现为噩梦尖叫,并出现和梦境相一致的肢体活动,严重时坠床。临床上多导睡眠图可以有阳性发现)。有研究发现,多导睡眠图证实的 RBD 中,超过 75% 转化为神经系统变性病中的共核蛋白病(帕金森病是共核蛋白病的一种),提示 RBD 这种睡眠障碍非常值得重视。其次,嗅觉减退也有较高的预测价值。另外,神经影像及生物学标志物的阳性预测值也较高。

(二) 高危人群随访

具有嗅觉下降、便秘、快速眼动期行为障碍(RBD)以及焦虑抑郁情绪等症状的 1 条或 1 条以上,而没有运动症状者属于罹患帕金森病的高危人群,应该密切随访。随访时进行嗅觉检测、评估焦虑及抑郁症状,询问睡眠及大便情况。若随访过程中出现运动迟缓,并且具有震颤或肢体僵直其中一项,达到帕金森病的诊断标准,则进入帕金森病的随访程序;若未出现运动症状或达不到帕金森病的诊断标准,则继续以上非运动症状随访,密切关注是否出现运动症状(图 8-2)。

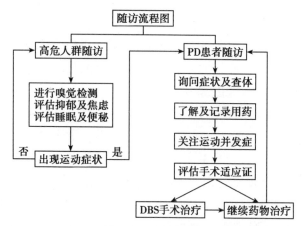

图 8-2　高危人群及患者随访流程

三、筛查与评估

（一）筛查

采用帕金森病综合指数量表（Parkinson's disease summary index，PDSI）（表8-1）进行帕金森病的筛查。

表 8-1　帕金森病综合指数量表（PDSI）

项　　目	是	否
1.你从椅子上起立有困难吗?	□	□
2.你写的字和以前相比是不是变小了?	□	□
3.有没有人说你的声音和以前相比变小了?	□	□
4.你走路容易跌倒吗?	□	□
5.你的脚是不是有时突然像粘在地上一样抬不起来?	□	□
6.你的面部表情是不是没有以前那么丰富?	□	□
7.你的胳膊或腿紧张时常有颤抖吗?	□	□
8.你自己系扣子或系鞋带感觉笨拙、不灵活吗?	□	□
9.你走路时是不是迈小碎步向前冲?	□	□

（二）病史评估

PDSI 中有两项以上选择为"是"，高度怀疑可能为帕金森病的患者进行如下病史评估。

1. 现病史　包括运动症状（运动迟缓、静止性震颤、肌强直、步态姿势异常)和主要的非运动症状(嗅觉减退、快速眼动期行为障碍、便秘、抑郁);起病时间、症状分布部位及对称性,症状出现的次序;疾病发展速度及症状变化、发病诱因、曾进行的检查及结果、治疗及反应,以及试验性药物治疗效果等。

2. 既往史 除常规的高血压、糖尿病、高脂血症等慢性疾病外,特别需要询问是否有脑外伤史、脑炎病史、脑卒中病史、一氧化碳中毒病史、重金属接触史、杀虫剂除草剂等接触史,这些将成为继发性帕金森综合征诊断的重要线索。

3. 特殊用药史 询问可能引起帕金森样症状的药物,如治疗高血压的利血平(降压0号、复方利血平片等)、抗精神病药物(氟哌噻吨、氯丙嗪、奋乃静、氟哌啶醇、奥氮平等)、止吐药物(甲氧氯普胺)、头晕药物(桂利嗪、氟桂利嗪)、心脏药物(胺碘酮、曲美他嗪),注意用药与症状的时间先后顺序和用药剂量,为药物性帕金森综合征的诊断提供依据。

4. 个人史和家族史 吸烟、饮酒史,家族中有无震颤或帕金森病史。

(三) 患者症状和病情评估

采用统一帕金森病评分量表(UPDRS)(2008年MDS版)以及Hoehn-Yahr(H-Y)分级评估患者症状和病情(图8-3)。

UPDRS从精神行为和情感、日常生活、运动检查、药物治疗的并发症四大项进行评分,分数越高,疾病越严重。

Hoehn-Yahr(H-Y)分级越高,疾病越严重。通常1~2.5级为疾病早期;3~5级为中晚期。

中晚期患者存在平衡问题,容易摔倒,要注意评估跌倒风险。

晚期患者容易出现呛咳、压疮、下肢血栓、直立性低血压等多种并发症,需要注意评估吞咽功能、皮肤情况、营养状态、不同体位的血压及必要的血液生化等检查。

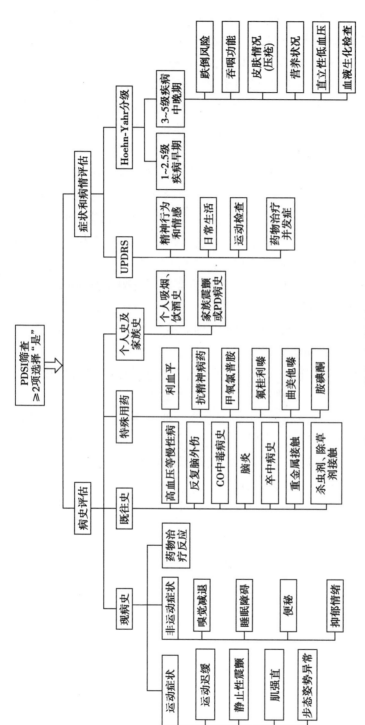

图 8-3　PD 筛查和评估流程

（张晗　陈静　刘娜　王辰）

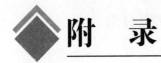

附 录

附录1　剂末现象评估量表（WOQ-9）

症　状	一日中是否出现	下次服药后是否缓解或消失
1. **震颤**（肢体是否存在不自主的、有节奏的颤抖，如手指像搓丸子或数钞票样的运动）	□是 □否	□是 □否
2. **动作缓慢**（是否感觉日常动作变得缓慢，如行走、吃饭、穿衣）	□是 □否	□是 □否
3. **情绪变化**（是否有异常情绪状态变化，如没有理由的时而闷闷不乐，时而异常兴奋）	□是 □否	□是 □否
4. **身体僵硬**（是否感觉全身活动发僵，身体有僵硬感）	□是 □否	□是 □否
5. **疼痛／酸痛**（是否有头痛、颈肩部疼痛、腰部疼痛或四肢酸痛）	□是 □否	□是 □否
6. **灵活性减退**（是否感觉手指灵活性降低，做精细动作感觉困难，如系纽扣、鞋子等）	□是 □否	□是 □否
7. **思维混乱／迟钝**（是否感觉思维变慢，思路不清晰，思考问题困难）	□是 □否	□是 □否
8. **焦虑／惊恐发作**（是否有缺乏明显客观原因的内心不安或持续的精神紧张、担忧或不安全感）	□是 □否	□是 □否
9. **肌痉挛**（是否感觉上肢、下肢或足部出现抽筋，肌肉猛烈收缩成硬块，并感觉疼痛）	□是 □否	□是 □否

结果判断：如果同一症状在症状栏和服药后缓解栏均有，则说明可能已经出现"剂末现象"。

附录2　改良 Ashworth 痉挛分级

0	肌张力不增加,被动活动在整个关节活动范围内无阻力
I	肌张力稍增加,被动活动到关节活动终末端时有轻微阻力
I +	肌张力稍增加,被动活动在关节活动的前 1/2 范围内有轻微"卡住"感觉,后 1/2 范围内有轻微阻力
II	肌张力轻度增加,被动活动在大部分关节活动范围内均有阻力,但仍可活动
III	肌张力中度增加,被动活动在整个关节活动范围内均有阻力,活动困难
IV	肌张力高度增加,患侧肢体僵硬,阻力很大,被动活动十分困难

附录3　Berg 平衡量表

评价项目	指　令	评分标准	得　分
1. 由坐到站	请试着不用手支撑站起来(用有扶手的椅子)	能不用手支撑站起并站稳	4
		能独自用手支撑站起并站稳	3
		能在尝试几次之后用手支撑站起来并站稳	2
		需要轻微帮助下才可站起或站稳	1
		需要中度或大量的帮助才能站起	0
2. 独立站立	请独立站立 2min	能安全地站 2min	4
		需在监护下才能站 2min	3
		不需要支撑能站 30s	2
		尝试数次后才能不需要支撑地站 30s	1
		无法在没有帮助下站 30s	0
注: 如果第 2 项≥3 分, 则第 3 项"独立坐"给满分, 直接进入第 4 项测试			
3. 独立坐	请将双手抱在胸前(坐在椅子上,双足平放在地面或小凳子上,背部离开椅背)	能安稳且安全地坐 2min	4
		在监护下能坐 2min	3
		能独立坐 30s	2
		能独立坐 10s	1
		无法没有支撑地坐 10s	0
4. 由站到坐	请坐下	用手稍微支撑就可安全坐下	4
		需要用手帮助控制才能慢慢坐下	3

续表

评价项目	指　令	评分标准	得　分
4. 由站到坐	请坐下	需要用双腿后侧抵住椅子来控制坐下	2
		能独立坐到椅子上但坐下过程无法控制	1
		需要帮助才能做下	0
5. 床－椅转移	请坐到有扶手的椅子上来，再坐回床上；然后再坐到无扶手的椅子上，再坐回床上	能安全转移，很少用手	4
		必须用手帮助才能安全转移	3
		需要言语提示或监护才能完成转移	2
		需要一个人帮助才能完成转移	1
		需要两个人帮助或监护才能完成转移	0
6. 闭眼站立	请闭上眼睛并尽量站稳	能安全地站立 10s	4
		能在监护下站立 10s	3
		能站立 3s	2
		不能站 3s，但睁眼后可以保持平衡	1
		闭眼站立需要帮助以避免摔倒	0
7. 双足并拢站立	请双脚并拢站立，不要扶任何东西，尽量站稳	能独立地双足并拢安全站立 1min	4
		在监护下才能双足并拢独立站 1min	3
		能双足并拢独立站立，但不能站 30s	2
		需要帮助才能将双脚并拢，并拢后能站 15s	1
		需要帮助才能将双脚并拢，但并拢后不能站 15s	0
8. 站立位上肢前伸	将手臂抬高 90°，伸直手指并尽力向前伸，请注意双脚不要移动	能安全地向前伸 25cm 的距离	4
		能向前伸 12cm 的距离	3
		能向前伸 5cm 的距离	2
		能前伸，但需要监护	1
		尝试前伸即失去平衡或需要外部帮助才能前伸	0

注：上肢成 90° 时，医生将直尺置于手指末端，但手指不能触到尺子，患者前倾最大值时手指向前伸（尽量双手前伸，避免身体旋转）

9. 站立位从地上拾物	请把你脚前面的拖鞋（或其他物品）捡起来	能安全而轻易地捡起拖鞋	4
		需要在监护下捡起拖鞋	3
		不能捡起但能够到达距离拖鞋 2~5cm 的位置并且独立保持平衡	2

评价项目	指　令	评分标准	得　分
9. 站立位从地上拾物	请把你脚前面的拖鞋(或其他物品)捡起来	不能捡起并且当试图尝试时需要监护	1
		不能尝试或需要帮助以避免失去平衡或跌倒	0
10. 转身向后看	双脚不要动,先向左侧转身向后看,然后,再向右侧转身向后看	能从两侧向后看且重心转移良好	4
		只能从一侧向后看,另一侧重心转移较差	3
		只能从一侧向后看,但能够保持平衡	2
		当转身时需要监护	1
		需要帮助以避免失去平衡或跌倒	0
注:评定者可以站在受试者身后手拿一个受试者可以看到的物体以鼓励其更好地转身			
11. 转身一周	请转身一周,暂停,然后再从另一个方向转身一周	能从两个方向用≤4s 的时间安全地转一圈	4
		只能一个方向用≤4s 的时间安全地转一圈	3
		能安全地转一圈,但用时超过 4s	2
		转身时需要密切监护或言语提示	1
		转身时需要帮助	0
12. 双足交替踏台阶	请将左、右脚交替放到台阶(或矮凳)上,直到每只脚都踏过4次台阶或凳子	能安全、独立地交替踏 4 次,并在 20s 内完成	4
		能独立完成交替踏 4 次,但时间超过 20s	3
		在监护下,不需要帮助双脚交替踏 2 次	2
		需要较小帮助能完成双脚交替踏 2 次或以上	1
		需要帮助以避免跌倒或不能尝试此项活动	0
13. 双足前后站立(如果不行,就尽量跨远,这样,前脚跟就在后脚足趾之前)	(示范给受试者)将一只脚放在另一只脚的正前方并尽量站稳	能够独立地向前和向后一步并保持 30s	4
		能够独立地向前一步并保持 30s	3
		能够独立地将一只脚向前迈一小步且能够保持 30s	2
		迈步时需要帮助,但能保持 15s	1
		当迈步或站立时失去平衡	0
注:3分,步长要超过另一只脚的长度且双脚支撑的宽度应接近受试者正常的步幅宽度			

续表

评价项目	指　令	评分标准	得　分
14. 单腿站立	请单腿站立尽可能长的时间	能够独立抬起一条腿且保持 10s 以上	4
		能够独立抬起一条腿且保持 5~10s	3
		能够独立抬起一条腿且保持 3~5s	2
		经过努力,能够抬起一条腿,保持时间不足 3s,但能够保持独立站立	1
		不能够尝试此项活动或需要帮助以避免跌倒	0

1. 测试所需工具:计时秒表、≥25cm 尺子、2 把椅子(高度适中,带扶手和不带)、踏板(凳子)。

2. Berg 量表评分标准及临床意义:最高分 56 分,最低分 0 分,分数越高平衡能力越强。0~20 分,平衡功能差,摔倒风险高,患者需用轮椅;21~40 分,有一定平衡能力,中度摔倒风险,患者可在辅助下步行;41~56 分,平衡功能较好,摔倒风险低,患者可独立步行。

附录 4　跌倒风险评估

1. **起立行走测试**

(1) 所用工具:一把有扶手的椅子、秒表。

(2) 测量环境:地面平整、坚固,宽至少 3m。

(3) 测量方法:受试者穿平常穿的鞋,坐在有扶手的靠背椅上(座位高约 48cm,扶手高约 68cm),身体靠在椅背上,双手放在扶手上。如使用助行工具(如拐杖、助行器等),则将助行工具握在手中。在离座椅 3m 远的地面上贴一条彩条或画一条可见的粗线或放一个明显的标记物。当测试者发出"开始"的指令后,患者从靠背椅上站起。站稳后,按照平时走路的步态,向前走 3m,过粗线或标记物处后转身,然后走回到椅子前,再转身坐下,靠到椅背上。测试过程中不能给予任何躯体的帮助。测试者记录患者背部离开椅背到再次坐下(靠到椅背)所用的时间(以 s 为单位)。

(4) 结果判定:如受试者完成该测验所需的时间 >12s,判断为跌倒风险高;如完成此项测试的时间 ≤12s,判断为跌倒风险低。

(5) 注意事项:受试者可以借助扶手从椅子上站起来,步行时尽可能与平常一样,行走中允许使用来自自身的辅助手段,但不允许接受来自他人的帮助。测试过程中最好有两位调查员跟在受试者的身体两侧做好保护,防止跌倒。

2. **站起测试**

(1) 所用工具:有扶手的椅子、秒表。

(2) 测量环境:安静、宽敞,地面平整、坚固。

（3）测量方法：受试者坐在椅子的前 2/3 处，后背不用靠在椅背上，双臂交叉抱于胸前，快速从普通高度的椅子（座位高约 48cm）上站立并坐下 5 次，臀部离开椅子时开始计时，记录到第 5 次坐下时臀部接触到椅子所用时间（s）。

（4）结果判定：如受试者不能完成 5 次起立或完成此项测试的时间 >10s，表明下肢肌力减弱，判断为跌倒风险高，并记录其正确完成起立的次数，如 3/5；如受试者完成此 5 次起立的时间 ≤10s，判断为跌倒风险低。

（5）注意事项：受试者双臂交叉放在胸前，双脚自然放在地面，尽可能快地站立并坐下，不允许采用手臂支撑，不允许使用助行工具，也不能将手臂放在膝盖上，站立时尽量保持直立。整个过程中受试者的后背不用接触椅子靠背。如果测试过程中老人出现头晕、眼前发黑的情况，则立刻停止测试，并解释可能是由于快速体位改变引起的直立性低血压，休息一会儿就会缓解。等受试者休息恢复后，如果觉得还可以则可以继续测试，并嘱咐受试者用自己感觉比较舒适的速度，不要求快。

3. 走直线步态测试

（1）所用工具：用尺子或有颜色的胶带在平整的地面上标记出约 10cm 宽、3m 长的步行带。

（2）测量环境：安静、宽敞，地面平整、坚固。

（3）测量方法：该测试从侧面观察姿势的情况，受试者在指定步行带上从直线串联式姿势开始，一只脚放在另一只脚前面，两脚距离不超过 1cm。记录可以正确行走的步数，如受试者可以在直线上行走 8 步，其中 6 步为正确行走，记录为 6/8。测试过程中允许使用助行工具（如拐杖、助行器等）。

（4）错误的步伐为：①两只脚的左右间距超过一个脚的宽度；②前脚后跟没有超过后脚脚尖（往前迈少了）；③前脚后跟与后脚脚尖之间的缝隙超过 1cm（往前迈多了）。

（5）结果判定：如受试者完成此项测试结果 <8/8，表明平衡能力差，判断为跌倒风险高；如受试者完成此项测试结果 ≥8/8，判断为跌倒风险低。

（6）注意事项：测试前进行解释并演示一次，演示之后，进行一次指导性尝试，确保受试者已经正确理解整个测试过程。测试过程中最好有两位调查员跟在受试者的身体两侧做好保护，防止跌倒。

附录 5　改良 Webster 评分量表

改良 Webster 帕金森病症状评分法共有 10 项临床指标，每一症状分为 4 级：正常为 0 分，轻度不正常为 1 分，中度不正常为 2 分，重度不正常为 3 分。

把十大症状的分数相加,10分以下为轻症,10~20分为中等程度,21~30分则为重症。十大症状分级具体评判标准如下:

1. **双手动作减少（包括书写）**

0:无影响。

1:通过患者使用工具、系纽扣或写字,发现旋前、旋后动作稍减慢。

2:一侧或两侧旋前、旋后速率中等减慢,上述手的功能有中等障碍,书写时有明显障碍,及有"写字过小症"。

3:旋前、旋后速率严重变慢,不能书写或系纽扣,使用工具极度困难。

2. **姿势**

0:正常。

1:开始有僵直姿势,头有轻度俯屈。

2:头有轻度俯屈,站立时有臂肘关节屈曲,单手的部位仍处于腰以下。

3:头有严重俯屈,站立时臂肘关节屈曲明显,膝关节亦屈曲,以致手已处于腰以上位置,指间关节伸直、拇指内收。

3. **强直**

0:无发现。

1:颈和肩发现有强直,一手臂或两手臂有轻度静止强直,但活化现象(activation phenomenon)存在。

2:颈和肩中等强直,有明显的静止性强直,但在用药后可逆转。

3:颈和肩严重强直,强直现象不能被药物逆转。

4. **步态**

0:跨步距离正常,可自然转身。

1:跨步距离轻度缩短,走路时有一足拖地,转身缓慢。

2:跨步距离中等缩短,走路时两足底有明显的拖地现象。

3:步伐极小,拖曳步态,用脚趾起步,转身极慢。

5. **行走时上肢摆动**

0:行走时两手摆动良好。

1:手臂摆动幅度有肯定的减少。

2:一侧手臂没有摆动。

3:两侧手臂没有摆动。

6. **震颤**

0:无可见震颤。

1:静止或行走时在肢体或头部可见轻度震颤现象。

2：手、头或其他肢体有较严重但不持续的震颤。

3：有严重且持续存在的震颤，无法自己书写、进食。

7. 面容

0：正常。

1：口闭合，开始出现焦虑或抑郁面容。

2：表情呆板，口唇有时分开，有流涎、焦虑、抑郁表情明显。

3：明显假面具样面容，平时口张大，有严重流涎。

8. 坐、起立运动

0：正常。

1：坐、起立运动能单独完成，但比正常人差，或用一手略支撑才能完成。

2：坐、起立运动需要两手支撑才能完成。

3：坐、起立运动在双手的支撑下也不能完成，或仅能勉强完成。

9. 言语

0：清晰、易懂。

1：讲话开始出现音量降低、走音、无共鸣，但能听懂。

2：讲话声音明显降低、高低音不分、音节不变，开始有构音障碍、口吃。

3：讲话声音极低，且难听懂。

10. 自我照顾（生活自理能力）

0：无障碍。

1：能自我照料及独立生活，各种活动速度减慢，但尚能胜任工作。

2：活动明显减慢，有些动作要帮忙，如床上翻身、起坐等。

3：不能照料自己，生活不能自理。

附录 6　Hoehn-Yahr 分级

霍亚（Hoehn-Yahr，H-Y）分级是目前临床广泛应用的评估帕金森病患者疾病严重程度的量表，和统一帕金森病评定量表（UPDRS）同为帕金森病临床分级与研究两大重要量表。

修订的 Hoehn-Yahr(H-Y)分级，在原有基础上增加了两个级别 1.5 级和 2.5 级，以便更符合实际的患者情况。

分级	症状及体征
0	无疾病体征
1	单侧肢体症状（震颤、强直、运动迟缓）或只表现姿势异常
1.5	单侧肢体＋躯干症状（中轴部位尤其是颈部肌肉强直）

续表

分级	症状及体征
2	双侧肢体 + 躯干症状,偶尔出现慌张步态及全身僵硬,无平衡障碍
2.5	轻度双侧肢体症状,后拉试验可恢复(后退 1~2 步)
3	轻至中度双侧肢体症状,平衡障碍(后拉试验阳性,即后退 2 步以上),ADL 受影响,但仍完全独立
4	严重障碍,在无协助的情况下仍能行走或站立
5	患者限制在轮椅或床上,需要人照料

H-Y 分级越高,疾病越严重:1~2.5 级为早期,以药物治疗为主,如果药物无法控制震颤,可以考虑手术治疗;3 级为中期,药物治疗为主,如果伴有药物引起的运动并发症,可以考虑手术治疗;4~5 级为晚期,严重病变,需要大量帮助,最后发展到生活完全不能自理,在此阶段,要加强护理,预防食物误吸、呛咳、压疮等并发症。

附录7　帕金森病评定量表

帕金森病评定量表(MDS-UPDRS)是评估帕金森病患者临床严重程度的有效工具,可以在帕金森病的漫长病程中进行纵向和综合的评估,被很多临床研究采纳作为终点指标。对每个评估项目的回答应包括测验当日近一周内的情形,在量表上方应标明提供原始数据来源者是患者、照料者,或是双方。

新版国际运动障碍协会帕金森病评定量表包括四大部分,总分为 260 分,评分越高,症状越重。第一部分评估日常生活非运动症状体验;第二部分评估日常生活运动症状体验;第三部分为运动功能检查;第四部分是评估治疗并发症。其中,第一部分又分ⅠA与ⅠB。ⅠA包含许多由研究者根据来自患者或照料者的讯息所评估的行为。ⅠB则由患者本人填写,无论是否由照料者协助,但不得由研究者自己完成。评定者可以检查是否所有问题皆已清楚回答,且评定者可以帮忙解释语意不清之处。第二部分如同ⅠB,需要患者自行填写,但研究者可以帮忙检查以确认回答完整、清楚。

第Ⅰ部分　日常生活中的非运动症状

评估包括当日在内近一周的情况。所有项目应为整数评分,不适宜或不能评分时(如截肢者无法行走),记为 UR。每项的答案应反映患者通常的功能状态,对患者可使用"通常""一般""大部分时间"等字词。评分者需要朗读指导语,然后根据指导语中的目标症状进行询问,但不应把评分选项读出。应以患者现有的功能状态来评分,而不应试图区分是帕金森病还是其他疾病造成的影响。

Ⅰ A:日常生活中的非运动症状——复杂行为

1.1 认知功能损害

给评分者的指导语:考察各种认知功能的损害程度以及患者和／或照料者认为它们对日常生活的影响。认知功能的损害包括认知缓慢、推理能力减退、记忆力下降、注意力和定向力缺陷。

给患者(及照料者)的指导语:在过去1周内,是否觉得在记忆力、与人交谈、注意力、清晰地思考或在家附近或街道中找路等方面有困难呢?

0= 正常:没有认知功能损害。

1= 轻微:患者或照料者觉察到有认知功能损害,但并未对日常活动或社会交往产生具体影响。

2= 轻度:临床上已有明显的认知功能损害,但仅对日常活动或社会交往产生轻微影响。

3= 中度:认知功能损害影响了患者的日常活动或社会交往,但仍能进行这样的活动。

4= 重度:认知功能损害使得患者无法进行正常的日常活动或社会交往。

1.2 幻觉和精神症状

给评分者的指导语:确认患者是否有错觉(对真实刺激的曲解)或幻觉(自发性与实际不符的感觉)。应考察所有主要感官(视觉、听觉、触觉、嗅觉和味觉)。明确患者是否有不具象(如存在感或短暂的错误感觉)以及具象的异常感觉(成形和具体的)。评价患者对上述幻觉的自知力并且明确患者是否存在妄想和精神病性思维。

给患者(及照料者)的指导语:在过去1周内,是否看见、听到、闻到或感觉到并不真实存在的事物?

0= 正常:没有幻觉或精神症状。

1= 轻微:有错觉或非具象幻觉,但患者对其有自知力。

2= 轻度:与环境刺激无关而成形的具象幻觉,患者对其有自知力。

3= 中度:有具象的幻觉且自知力丧失。

4= 严重:患者有妄想或偏执。

1.3 抑郁情绪

给评分者的指导语:询问患者是否感到情绪低落、悲伤、没有希望、空虚感或高兴不起来。明确患者是否存在上述症状以及在过去1周内的持续时间,评价它们对患者日常生活和社会交往的影响。

给患者(及照料者)的指导语:在过去1周内,是否感到情绪低落、悲伤、没有希望或高兴不起来? 如果是,这种感觉每次是否持续 1d 以上? 这种感觉是否造成您难以进行日常活动或与他人相处?

0= 正常:没有抑郁情绪。

1= 轻微:每次出现抑郁情绪的时间不超过 1d,对患者的日常活动及社会交往没有影响。

2= 轻度:抑郁情绪会持续数日,但不会影响日常生活或社会交往。

3= 中度:抑郁情绪影响了患者的日常活动及社会交往,但仍能从事这样的活动。

4= 重度:抑郁情绪已使患者无法进行日常活动及社会交往。

1.4 焦虑情绪

给评分者的指导语:确认患者在过去 1 周内是否有紧张、紧绷、担心或焦虑情绪(包括惊恐发作),评价其持续时间及对日常活动或社会交往的影响。

给患者(及照料者)的指导语:在过去 1 周内,是否感到紧张、担心或紧绷感? 如果是,这种感觉每次是否持续 1d 以上? 这种感觉是否造成您难以进行日常活动或与他人相处?

0= 正常:没有焦虑的感觉。

1= 轻微:有焦虑的感觉但每次持续时间不超过 1d。对患者的日常生活及社会交往也没有影响。

2= 轻度:焦虑情绪每次持续的时间超过 1d,但对患者的日常生活及社会交往没有影响。

3= 中度:焦虑情绪影响了患者的日常活动及社会交往,但仍能从事相关的活动。

4= 重度:焦虑情绪已使患者无法进行日常活动及社会交往。

1.5 淡漠

给评分者的指导语:考察患者自发性活动、自信、动机以及主动性的水平,评价这些水平的下降对患者日常活动及社会交往的影响。评分者应尽量区分开淡漠以及抑郁所造成的类似症状。

给患者(及照料者)的指导语:在过去 1 周内,是否对参加活动或与人交往显得漠不关心?

0= 正常:没有淡漠感。

1= 轻微:患者和 / 或照料者察觉到有淡漠感,但对患者日常生活和社会交往没有影响。

2= 轻度:淡漠感影响了个别活动或社会交往。

3= 中度:淡漠感影响了大部分日常活动和社会交往。

4= 重度:患者变得被动与退缩,完全丧失主动性。

1.6 多巴胺失调综合征的特征

给评分者的指导语:确认患者是否从事一些异常活动,包括异常或过度参与赌博(如去赌场或买彩票),异常或过度的性欲或性趣(如对色情书刊异常感兴趣、自慰、对伴侣有过度性需求),其他重复性行为(如嗜好,反复拆除物品、分类或组装),或并非因身体需要而额外服用非医生开出的处方药物(如成瘾行为)。评价这些异常活动或行为对患者个人生活以及家庭和社会关系造成的影响(包括需要借钱或遇到像信用卡被取消这样的经济困难、大的家庭冲突,影响工作,或由于这些活动错过了吃饭或睡觉)。

给患者(及照料者)的指导语:在过去的 1 周内,是否常有异常强烈的冲动难以控制? 是否觉得有种力量驱使您做或想某些事并且难以停止? (给患者举例说明,如赌博、打扫卫生、用电脑、服用额外的药物、迷恋食物或性生活,这些均由患者来回答。)

0= 正常:没有这类问题。

1= 轻微:有这类问题存在,但通常不会对患者或其家庭或其照料者造成困扰。

2= 轻度:有这类问题存在,但通常对患者个人和家庭生活仅造成一些困扰。

3= 中度:有这类问题存在,且通常对患者个人和家庭生活造成许多困扰。

4= 重度:有这类问题存在,且使患者不能进行日常活动或社会交往,或不能维持以往的个人和家庭生活。

IB:日常生活中的非运动症状——患者问卷

1.7 睡眠问题

在过去 1 周内,您是否有晚上入睡困难或整夜无法入睡的情况? 早上醒来后您觉得睡得如何?

0= 正常:没有睡眠问题。

1= 轻微:有睡眠问题,但通常不会造成整夜入睡上的困难。

2= 轻度:有睡眠问题,通常会造成整夜入睡上有一些困难。

3= 中度:有睡眠问题,会造成整夜睡眠上很大的困难,但一半以上时间通常仍可以入睡。

4= 重度:整夜大部分时间都无法入睡。

1.8 日间嗜睡

在过去 1 周内,白天维持清醒状态您是否有困难?

0= 正常:白天没有嗜睡的情况。

1= 轻微:会有白天嗜睡的情况发生,但是可以忍住并保持清醒。

2= 轻度:当自己一个人或放松的时候,有时会睡着,比如看书或看电视时。

3= 中度:当不该睡着的时候,有时候会睡着,比如吃东西或与别人交谈时。

4= 重度:当不该睡着的时候,经常会睡着,比如吃东西或与别人交谈时。

1.9 疼痛和其他感觉

在过去 1 周内,您身体是否有不舒服的感觉,比如疼痛、刺痛或抽痛?

0= 正常:没有不舒服的感觉。

1= 轻微:有些感觉,但是不影响做事和与人相处。

2= 轻度:当做事或与人相处时,这些不舒服的感觉会造成一些困扰。

3= 中度:这些不舒服的感觉会造成很大的困扰,但不会让我无法工作或与人相处。

4= 重度:这些不舒服的感觉会让我无法工作或与人相处。

1.10 排尿问题

在过去 1 周内,您是否有控制排尿的困难,如尿急、尿频或尿失禁?

0= 正常:没有排尿的问题。

1= 轻微:我有尿频或尿急,但这些并不影响我的日常活动。

2= 轻度:排尿问题对我的日常活动造成一些影响,但我没有尿失禁。

3= 中度:排尿问题对我的日常活动造成很大影响,包括尿失禁。

4= 重度:我无法控制排尿且需要使用尿垫或放置导尿管。

1.11 便秘问题

在过去 1 周内,您是否有便秘问题,从而造成胃肠蠕动困难?

0= 正常:没有便秘问题。

1= 轻微:有便秘问题,需要额外的努力让胃肠蠕动,但这问题并不会干扰我的活动或让我感觉不适。

2= 轻度:便秘会造成我做事时的一些困扰或让我感觉不适。

3= 中度:便秘会造成我做事时很大的困扰或让我感觉不适,但不会让我无法做事。

4= 重度:我经常需要别人给予体外的协助才能排便。

1.12 站立时头晕

在过去 1 周内,当您坐着或躺着然后站立起来时,您是否有头昏、眩晕或昏沉感?

0= 正常:没有头晕或头昏眼花。

1= 轻微:有过头晕或头晕眼花,但不会造成我做事困难。

2= 轻度:头晕或头昏眼花使我需要扶着东西,但不需要坐着或躺回去。

3= 中度:头晕或头昏眼花使我需要坐下或躺下,从而避免晕厥或跌倒。

4= 重度:头晕或头昏眼花已经导致我晕厥或跌倒。

1.13 疲劳感

在过去 1 周内,您是否经常觉得疲劳呢? 这种感觉并不是想睡或情绪低落。

0= 正常:没有疲劳感。

1= 轻微:有疲劳感,但不会造成我做事或与人相处困难。

2= 轻度:疲劳感会让我做事或与人相处有些困难。

3= 中度:疲劳感会造成我做事或与人相处上有很大困难,但不会让我无法做任何事情。

4= 重度:疲劳感让我无法做事或与人相处。

第Ⅱ部分　日常生活中的运动症状——患者问卷

2.1 言语

在过去 1 周内,您说话有问题吗?

0= 正常:没有问题。

1= 轻微:我说话声音小、含糊不清或不流畅,但不需要重复说。

2= 轻度:我偶尔需要重复说一遍,但不是每日都这样。

3= 中度:我因为说话不清楚,每日别人都让我重复说,但别人都能理解我的意思。

4= 重度:我说话大部分时间或几乎无法被理解。

2.2 唾液分泌和流涎

在过去 1 周内,当清醒或睡觉时,您通常有唾液过多的问题吗?

0= 正常:没有问题。

1= 轻微:我口中有过多的唾液,但不会流口水。

2= 轻度:我睡觉时会流一些口水,但清醒时不会。

3= 中度:我清醒时会流一些口水,但通常不需要面巾纸或手帕擦拭。

4= 重度:我会流很多口水,一直需要面巾纸或手帕擦拭,以避免弄湿衣服。

2.3 咀嚼与吞咽

在过去 1 周内,您经常有吞药或吃饭的问题吗? 是否需要将药物切碎或研碎,或将食物弄碎弄软,从而避免呛咳?

0= 正常:没有问题。

1= 轻微:我觉得咀嚼变慢或吞咽特别费力,但不会呛咳或需要准备特殊饮食。

2= 轻度:我有咀嚼或吞咽问题,需要将药物切碎或准备特殊饮食,但过去1周内没有发生呛咳。

3= 中度:过去1周内,我至少呛咳1次。

4= 重度:因为咀嚼或吞咽困难,我需要插胃管。

2.4 进食能力

在过去1周内,您进食或使用餐具,比如用手指拿食物或使用刀叉、勺子、筷子等用具,有困难吗?

0= 正常:没有问题。

1= 轻微:我比较慢,但不需要帮忙,并且进食时食物不会掉落下来。

2= 轻度:我进食比较慢,偶尔食物会掉落下来,有时需要别人帮助,比如帮我夹菜。

3= 中度:我进食时需要别人更多的帮助,但有些事可以自己做。

4= 重度:我进食大部分或所有时间都需要别人帮助。

2.5 穿衣

在过去1周内,您穿衣是否有困难? 比如:动作慢或需要帮忙系扣子、拉拉链或穿脱衣服和首饰?

0= 正常:没有问题。

1= 轻微:我动作慢,但不需要帮助。

2= 轻度:我动作慢,有时需要别人的帮助,比如系扣子、戴手镯。

3= 中度:我穿衣时需要别人很多的帮助。

4= 重度:我穿衣时大部分或完全需要别人的帮助。

2.6 卫生清洁

在过去1周内,您在洗澡、刮胡子、刷牙、梳头或其他个人卫生清洁时,是否动作缓慢或需要帮助?

0= 正常:没有问题。

1= 轻微:我动作慢,但不需要帮助。

2= 轻度:我在某些卫生清洁方面需要别人的帮助。

3= 中度:我在很多卫生清洁方面需要别人的帮助。

4= 重度:我大部分或所有卫生清洁活动都需要别人的帮助。

2.7 写字

在过去1周内,您的字迹别人是否难以辨认?

0= 正常:没有问题。

1= 轻微:我写字有点慢、笨拙、不工整,但是可以辨认所有字。

2= 轻度:我有些字写得不清楚并且难以辨认。

3= 中度:我许多字写得不清楚并且难以辨认。

4= 重度:我大部分或所有字都无法辨认。

2.8 爱好和其他活动

在过去 1 周内,您从事爱好的活动或其他活动时是否有困难?

0= 正常:没有问题。

1= 轻微:我动作有点慢,但能轻易地从事活动。

2= 轻度:我从事爱好的活动时感到有些困难。

3= 中度:我从事爱好的活动时感到很大的困难,但大部分活动还是可以去做。

4= 重度:我无法从事大部分或所有的活动。

2.9 翻身

在过去 1 周内,您在床上翻身是否经常感到有困难?

0= 正常:没有问题。

1= 轻微:我翻身有一点困难,但我不需要帮助。

2= 轻度:我翻身困难且偶尔需要别人的帮助。

3= 中度:我翻身常需要别人的帮助。

4= 重度:如果没有别人的帮助,我根本无法翻身。

2.10 震颤

在过去 1 周内,您是否经常抖动或摇摆?

0= 正常:没有震颤。

1= 轻微:我有抖动或颤抖,但不影响日常活动。

2= 轻度:我有抖动或颤抖,且影响部分日常活动。

3= 中度:我有抖动或颤抖,且影响许多日常活动。

4= 重度:我有抖动或颤抖,且影响大多数或所有日常活动。

2.11 从较低的椅子起身

在过去 1 周内,您在起床、离开车或从较低的椅子起身时,是否经常感到困难?

0= 正常:没有问题。

1= 轻微:我动作有点慢和笨拙,但通常一次就可完成。

2= 轻度:我需要尝试多次就可完成。

3= 中度:我有时需要别人的帮助,但多数自己可以完成。

4= 重度:我大部分或完全需要别人的帮助。

2.12　走路与平衡

在过去 1 周内,您走路与平衡经常有困难吗?

0= 正常:没有问题。

1= 轻微:我走路有点慢或有点拖曳,但没有用过助行器。

2= 轻度:我偶有使用助行器,但不需要别人的帮助。

3= 中度:我经常使用助行器(拐杖、助力车)协助走路,避免跌倒,但通常不需要别人的协助。

4= 重度:我经常需要别人协助走路以避免跌倒。

2.13　冻结

在过去 1 周内,您平时走路时,是否会突然停住或冻结,脚像被钉在地上一样?

0= 正常:没有冻结。

1= 轻微:我有短暂冻结,但很容易再次起步,且不需要别人的帮助或助行器。

2= 轻度:我有冻结步态,且再次起步是会感到困难,但不需要别人的帮助或助行器。

3= 中度:当我出现冻结步态时,会有很大困难再次起步,且有时需要助行器或别人的帮助。

4= 重度:因为冻结步态的问题,大部分或全部时间都需要使用助力器或别人的帮助。

第Ⅲ部分　运动功能检查

3.1　语言

测试者:倾听患者说话,如有需要请与患者进行对话,可以和患者讨论他的工作、兴趣爱好、运动或如何到医院就诊等话题。评估患者的音量、音调和吐字清晰度,包括是否有口齿不清、口吃或说话急促。

0= 正常:没有语言的问题。

1= 轻微:丧失正常的音调、发音与音量,但是所有句子仍可以轻易听懂了解。

2= 轻度:丧失正常的音调、发音与音量,少数字句听不清楚,但是整体语句仍可轻易了解。

3= 中度:患者的语言很难了解,某些语句(但非大部分语句)非常困难被听懂。

4= 严重:患者的大部分语言很难了解甚至完全听不懂。

3.2　面部表情

测试者:观察患者在静坐休息 10s 时,不讲话及讲话时的表情变化,观察患者的眨眼频率,有无面具脸或面无表情,有无自发性笑容或嘴唇微张。

0= 正常:正常面部表情。

1= 轻微:很少面无表情,只是眨眼次数减少而已。

2= 轻度:除了眨眼次数减少之外,面具脸出现在脸的下半部,即嘴巴附近很少运动,例如自发性笑容减少,但是嘴唇没有微张。

3= 中度:面具脸,当嘴巴休息时有时会出现嘴唇微张的情形。

4= 重度:面具脸,当嘴巴休息时大多数时间会出现嘴唇微张的情形。

3.3　强直

测试者:强直是评估患者在放松休息状态时,测试者转动、扭转患者的四肢及颈部来评估患者主要关节被动运动时的状况。分别测评颈部及四肢关节;针对上肢检查时,需要测试腕关节和肘关节,针对下肢检查时,需要测试髋关节和膝关节。如果没有测试到强直情况,请患者用未测试的一边肢体做一些诱发动作,比如手指捏合、手掌握合或脚跟点地等动作。在做这项检查时,需要跟患者解释,让其尽量放轻松。

0= 正常:没有强直。

1= 轻微:只有其他肢体在做诱发动作时才可测到。

2= 轻度:不需做诱发动作时即可测到强直,但是关节范围内的动作可以轻易完成。

3= 中度:不需做诱发动作时即可测到强直,并且关节范围内的动作完成吃力。

4= 重度:不需做诱发动作时即可测到强直,并且关节范围内的动作无法完成。

3.4　手指捏合

测试者:双手分别测试。向患者示范如何做这个动作,但是一旦患者开始做测试动作时即停止示范。请患者大拇指与示指尽量打开,并以最快的速度捏合 10 次。双手分别测试评分,评估动作的速度、手指打开的幅度大小、有无动作迟疑或停顿,以及是否有手指打开的幅度越做越小的趋势。

0= 正常:没有问题。

1= 轻微:有下列情形之一。①手指捏合动作的规律性被 1 次或 2 次的动作中断或迟疑所打断;②动作稍微变慢;③手指打开的幅度在接近 10 次时有越做越小的趋势。

2= 轻度:有下列情形之一。①手指捏合动作的规律性被 3~5 次的动作中断或迟疑所打断;②动作轻度变慢;③在 10 次中,手指打开的幅度有越做越小的趋势。

3= 中度:有下列情形之一。①手指捏合动作的规律性被超过 5 次的动作中断或迟疑所打断,或出现至少 1 次的动作冻结;②动作中度变慢;③手指打开的幅度一开始就有越做越小的趋势。

4= 重度:因为动作迟缓或中断而不能完成或几乎无法完成此项动作。

3.5 手掌运动

测试者:双手分别测试。向患者示范如何做这个动作,但是一旦患者开始做这个动作就停止示范。让患者手握拳头,同时手肘弯曲,手心朝向测试者,让患者手掌尽量张开并以最快的速度连续手掌握紧 – 张开 10 次。如果患者没有确切地握紧或张开,需要提醒患者。双手分别进行评分,评估动作的速度、手掌打开的幅度大小、有无动作的迟疑或停顿,以及是否有手掌打开幅度越来越小的趋势。

0= 正常:没有问题。

1= 轻微:有下列情形之一。①手掌开合的规律性被 1 次或 2 次的动作中断或迟疑所打断;②动作稍微变慢;③手掌打开的幅度在接近 10 次时有越做越小的趋势。

2= 轻度:有下列情形之一。①手掌开合的规律性被 3~5 次的动作中断或迟疑所打断;②动作稍微变慢;③手掌打开的幅度在 10 次中间有越做越小的趋势。

3= 中度:有下列情形之一。①手掌开合的规律性被超过 5 次的动作中断或迟疑所打断,或出现至少 1 次的动作冻结;②动作中度变慢;③手掌打开的幅度一开始就有越做越小的趋势。

4= 重度:因为动作迟缓或中断而不能完成,或几乎无法完成此动作。

3.6 前臂回旋运动

测试者:双手分别测试。向患者示范如何做这个动作,但是一旦患者开始做这个动作就停止示范。让患者手心向下,手臂于身体前方伸直,以最快的速度连续将手心完全转向上和下做 10 次。双手分别进行评分,评估动作的速度、手掌打开的幅度大小、有无动作迟疑或停顿,以及有无手掌翻转幅度越做越小的趋势。

0= 正常:没有问题。

1= 轻微:有下列情形之一。①手掌翻转的规律性被 1 次或 2 次的动作中断或迟疑所打断;②动作稍微变慢;③手掌翻转的幅度在接近 10 次时有越做越小的趋势。

2= 轻度:有下列情形之一。①手掌翻转的规律性被 3~5 次的动作中断或迟疑所打断;②动作稍微变慢;③手掌翻转的幅度在 10 次中间有越做越小的趋势。

3= 中度:有下列情形之一。①手掌翻转的规律性被超过 5 次的动作中断或迟疑所打断,或出现至少 1 次动作冻结;②动作中度变慢;③手掌翻转幅度一开始就有越做越小的趋势。

4= 重度:因为动作迟缓或中断而不能完成或几乎无法完成此项动作。

3.7　脚趾拍地运动

测试者:双脚分别测试。向患者示范如何做这个动作,但是一旦患者开始做这个动作就停止示范。让患者舒适地坐在有靠背和把手的椅子上,并将脚后跟放在地上,然后尽可能地以最大幅度和最快速度用脚趾拍地 10 次。双脚分别测试评分,评估动作速度、脚趾距离地板幅度、有无动作迟疑或停顿,以及是否有脚趾拍打幅度越做越小的趋势。

0= 正常:没有问题。

1= 轻微:有下列情形之一。①脚趾拍打的规律性被 1 次或 2 次的动作中断或迟疑所打断;②动作稍微变慢;③脚趾拍打幅度在接近 10 次时有越做越小的趋势。

2= 轻度:有下列情形之一。①脚趾拍打的规律性被 3~5 次的动作中断或迟疑所打断;②动作稍微变慢;③脚趾拍打幅度在 10 次中间有越做越小的趋势。

3= 中度:有下列情形之一。①脚趾拍打的规律性被超过 5 次的动作中断或迟疑所打断,或出现至少 1 次动作冻结;②动作中度变慢;③脚趾拍打幅度一开始就有越做越小的趋势。

4= 重度:因为动作迟缓或中断而不能完成或几乎无法完成此项动作。

3.8　两脚灵敏度测试

测试者:让患者坐在有扶手的靠背椅上,双脚舒适地放在地板上。双脚分别测试评分。向患者示范如何做这个动作,但是一旦患者开始做这个动作就停止示范。让患者舒适就坐并且将双脚放置在地上,然后让患者尽量以最大幅度和最快速度将脚抬高后踩地拍打 10 次。双脚分别测试评分,评估动作的速度、脚距离地板幅度大小,有无动作迟疑或停顿,以及是否有脚踩地幅度越做越小的趋势。

0= 正常:没有问题。

1= 轻微:有下列情形之一。①脚踩地的规律性被 1 次或 2 次动作中断或迟疑所打断;②动作稍微变慢;③脚踩地的幅度在接近 10 次时有越做越小的趋势。

2= 轻度:有下列情形之一。①脚踩地的规律性被 3~5 次动作中断或迟疑所打断;②动作稍微变慢;③脚踩地幅度在 10 次中间有越做越小的趋势。

3= 中度:有下列情形之一。①脚踩地的规律性被超过 5 次的动作中断或迟疑所打断,或出现至少 1 次动作冻结;②动作中度变慢;③脚踩地的幅度一开始就有越做越小的趋势。

4= 重度:因为动作迟缓或中断而不能完成或几乎无法完成此项动作。

3.9 从椅子上站起来

测试者:让患者坐在有扶手的靠背椅上,双脚舒适地放在地板上,身体往后坐(如果患者身高不是太矮),双手交叉置于胸前然后站立起身,如果没有成功,重复这个动作最多 2 次,如果还不成功,让患者保持双手交叉置于胸前的姿势,但是身体向椅子前面坐,再试 1 次。如果还没有成功,让患者推椅子的把手站起来,这个动作可以允许患者尝试 3 次,如果还不成功,协助患者站起来。等患者站起来后,请观察患者 3.13 项目的姿势。

0= 正常:没有问题,可以快速不迟疑地站起来。

1= 轻微:站起来的动作较正常稍微缓慢,或需要超过 1 次的尝试,或需要身体往椅子前面坐才能站起来。不需要手推椅子把手站起来。

2= 轻度:可以自己手推椅子把手站起来。

3= 中度:需要手推椅子把手站起来,但是容易向后跌回椅子中,或需要 1 次以上的尝试让自己推椅子把手站起,不需要别人帮助。

4= 重度:没有别人的帮助无法起身。

3.10 步态

测试者:最好的方法就是让患者朝着测试者来回走动,这样测试者才能同时观察患者身体的左右侧,患者需要走动至少 10m 之后转身并走回测试者。这个部分需要检查许多动作,包括步伐大小、步伐速度、脚步离地高度、走路时脚后跟着地情况、转身时两手摆动情况,但不包括步态冻结。可以同时观察步态冻结的情况,但是请记录在下一个评估的项目(3.11)中,也可以同时观察患者的姿势,并记录在 3.13 项目中。

0=正常:没有问题。

1=轻微:可以独立行走但是有少许步态问题。

2=轻度:可以独立行走但有明显步态问题。

3=中度:需要协助行走的工具来帮助患者安全行走(如手杖或助行器),但是不需要旁人协助。

4=严重:完全无法行走或需要旁人帮助才能行走。

3.11 步态冻结的评估

测试者:在测试患者步态的同时观察是否有步态冻结的情况发生,注意是否有启动困难以及小碎步、步态不连贯现象,尤其是在转弯或快要走到终点的时候。除非有安全上的考虑,否则尽可能不要给患者帮助和提示。

0=正常:没有冻结步态。

1=轻微:在启动、转弯或走过出入口时有 1 次停顿,但之后可以在直道上平稳行走。

2=轻度:在启动、转弯或走过出入口时有超过 1 次停顿,但之后可以在直道上平稳行走。

3=中度:在直道上行走时有 1 次步态冻结。

4=重度:在直道上行走时有多次步态冻结。

3.12 后拉试验

测试者:此项检查测试让患者在保持双眼睁开、双脚微张的情况下进行,然后从患者的身后来 1 次快速而有力的拉动,看患者的身体反应。测试患者是否有向后倒的情况。测试者站在患者的身后,向患者解释接下来可能会发生的事情,并向患者解释他可以向后退一步以防止被拉倒。测试者后面有一面墙,墙距离测试者 1~2m,从而可以允许测试者观察患者倒退的情况。第一次拉患者为示范动作,动作较轻微,并且不计入计分中。第二次拉患者肩膀的动作应快速而有力,并且确定患者必须倒退一步来保持平衡。测试者必须随时做好准备以接住患者,但又需要拉开一段距离来观察患者倒退保持平衡的情况。不能让患者采取弯腰的姿势来对抗拉力。倒退≤2 步被认为是正常的姿势平衡反应,倒退≥3 步被认为是不正常的姿势平衡反应。如果患者不能理解说明,测试者可以重复示范动作让患者了解,或者让患者明白倒退是因为行动上的限制,而非没有准备好或没有听懂这项检查。同时观察患者的姿势,记录在 3.13 项目中。

0=正常:没有问题,后退 1~2 步即恢复到站立平衡。

1=轻微:后退需要 3~5 步,不需别人协助。

2= 轻度:后退 5 步以上,但仍不需要别人协助。

3= 中度:可以安全站立,但是缺乏姿势平衡反应,如果没有测试者帮助,患者会摔倒。

4= 重度:非常不稳,即使在自然状态下或轻轻一拉患者的肩膀就会有失去平衡的倾向。

3.13 姿势

测试者:此项检查在测试患者从座椅上站起、行走时以及测试姿势平衡反应时的姿势。如果注意到患者的姿势不正确,提醒患者挺直腰背,并且检查姿势是否有改进(见下面第二等级评分标准)。对上述 3 个观察点中最不正确的姿势进行评分,注意是否有身体前倾或左右侧弯的情况。

0= 正常:没有问题。

1= 轻微:不是很挺直,但可能对于老年人来说算是正常。

2= 轻度:明显的身体侧弯、脊柱侧弯或身体倾向一侧,但如果经提醒可以将姿势矫正过来。

3= 中度:姿势驼背、脊柱侧弯或身体倾向一侧,经提醒也无法将姿势矫正过来。

4= 重度:严重的姿势驼背、脊柱侧弯或身体倾向一侧,导致姿势极度异常。

3.14 全身自发性的动作评估(身体动作迟缓)

测试者:此项全面性检查需要综合下列动作观察,包括动作缓慢、迟疑、整体而言的动作及幅度小,此项评估依靠测试者观察完患者自发性的动作后的整体印象(包括坐姿、站立时和起身行动等动作)。

0= 正常:没有问题。

1= 轻微:整体动作稍微变慢,全身自发性动作稍微减少。

2= 轻度:整体动作轻度变慢,全身自发性动作轻度减少。

3= 中度:整体动作中度变慢,全身自发性动作中度减少。

4= 重度:整体动作严重变慢,全身自发性动作严重减少。

3.15 双手姿势性震颤

测试者:所有震颤,包括在此姿势下重新出现的静止性震颤,都需要包括在这项评分中。双手分别测试,记录最大震颤幅度。让患者手心向下,手臂在身体的前方伸直,手腕伸直同时手指分开不碰到隔壁的手指。观察这个姿势 10s。

0= 正常:没有震颤。

1= 轻微:出现震颤,但是震颤幅度小于 1cm。

2= 轻度:出现震颤,震颤幅度为 1~3cm。

3= 中度:出现震颤,震颤幅度为 3~10cm。

4= 重度:出现震颤,震颤幅度至少大于 10cm。

3.16 双手动作性震颤

测试者:这项检查需要让患者做指鼻试验,手臂由伸直的姿势开始,然后至少做 3 次手指至鼻尖的来回动作,让患者的手指尽可能地伸出去触碰测试者的手指。这项动作要缓慢进行以利于观察是否有震颤发生。另一只手也重复此项动作,双手分开测试。震颤可以出现在整个手指移动过程中,或出现在快触碰到目标物(测试者的手指或患者的鼻尖)的时候。根据震颤的最大幅度评分。

0= 正常:没有震颤。

1= 轻微:出现震颤,但是震颤幅度小于 1cm。

2= 轻度:出现震颤,震颤幅度为 1~3cm。

3= 中度:出现震颤,震颤幅度为 3~10cm。

4= 重度:出现震颤,震颤幅度至少大于 10cm。

3.17 静止性震颤幅度

测试者:这个项目特意放在整个动作评估的最后,从而允许测试者观察患者随时出现在任何一项检查项目中的静止性震颤,包括静坐时、走路时或某部分肢体被动检查时。根据观察到的最大幅度震颤评分,只评估震颤的幅度,而非震颤的持续性或间断性。这项检查还需要让患者静坐于椅子上 10s,双手置于椅子扶手上,同时双脚舒适地放在地板上。静止性震颤需要将四肢、嘴唇或下巴分别评估。根据震颤的最大幅度评分。

肢体震颤评分

0= 正常:没有震颤。

1= 轻微:出现震颤,但是震颤幅度小于 1cm。

2= 轻度:出现震颤,震颤幅度为 1~3cm。

3= 中度:出现震颤,震颤幅度为 3~10cm。

4= 重度:出现震颤,震颤幅度至少大于 10cm。

嘴唇或下巴震颤评分

0= 正常:没有震颤。

1= 轻微:出现震颤,但摇晃幅度小于或等于 1cm。

2= 轻度:出现震颤,震颤幅度为 1~2cm。

3= 中度:出现震颤,震颤幅度为 2~3cm。

4= 重度:出现震颤,震颤幅度至少大于 3cm。

3.18 静止性震颤的持续性

测试者:本项目评分需要综合所有检查时出现的静止性震颤的持续性程度,所以该项目被特意地放在整个动作评估的最后,从而允许测试者综合所有阶段的观察来评分。

0= 正常:没有震颤。

1= 轻微:出现震颤,震颤出现的时间占所有检查时间的 25% 以下。

2= 轻度:出现震颤,震颤出现的时间占所有检查时间的 26%~50%。

3= 中度:出现震颤,震颤出现的时间占所有检查时间的 51%~75%。

4= 重度:出现震颤,震颤出现的时间占所有检查时间的 75% 以上。

异动症是否对 UPDRS Ⅲ 部分的评估产生影响

A. 异动症(舞蹈样动作或肌张力障碍)是否在检查的过程中出现

　　是　　　否

B. 如有异动症,这些异动症状是否干扰动作功能的检查

　　是　　　否

第Ⅳ部分　运动并发症

患者在过去 1 周内(包括评价当日在内)功能状态的 5 个问题:

(1) 异动症:不自主地随意运动,"身体晃动""扭动"。

(2) 肌张力障碍:扭曲的姿势,常有扭转的成分;"痉挛""抽筋""异常的姿势"。

(3) 运动波动:多变的药物反应,"药效减退""药效消失""药效忽好忽坏如坐过山车""开 – 关现象""药效不稳定"。

(4) "关"期:是指尽管患者在服用药物但疗效欠佳时的功能状态或没有接受抗帕金森病药物治疗时的状态。患者常描述"关"期的字眼包括"低点""不好的时候""抖动的时候""缓慢的时候""我的药物不起效的时候"。

(5) "开"期:是指患者正在服用药物且有很好疗效时的功能状态。患者常描述"开"期的字眼包括"好的时候""能走的时候""药物起效的时候"。

4.1 出现异动症的时间

1. 每天清醒时间(h):_____
2. 每天出现异动症的时间(h):_____
3. 出现异动症的 % 比例 = [(2/1)×100]:_____

0= 正常:没有异动症。

1= 轻微:占清醒时间的 25% 以下。

2= 轻度：占清醒时间的 26% ~50%。

3= 中度：占清醒时间的 51% ~75%。

4= 重度：占清醒时间的 75% 以上。

4.2 异动症对生活功能的影响

0= 正常：没有异动症或异动症对日常活动或社会交往没有影响。

1= 轻微：异动症对很少一些活动有影响,患者在出现异动症的时候能够进行所有活动和社会交往。

2= 轻度：异动症对许多活动有影响,但是患者在出现异动症的时候仍能够进行所有活动和社会交往。

3= 中度：异动症对患者的活动产生影响,以至于患者在出现异动症时不能进行某些活动或不能参加某些社交活动。

4= 重度：异动症对患者的功能产生严重影响,以至于患者在出现异动时通常不能进行大部分活动或不能参加大部分社交活动。

4.3 出现"关"期的时间

```
1. 每日清醒时间(h):_____
2. 每日出现关的时间(h):_____
3. 出现关的 % 比例 = [(2/1)×100]:_____
```

0= 正常：没有关的时间。

1= 轻微：占清醒时间的 25% 以下。

2= 轻度：占清醒时间的 26% ~50%。

3= 中度：占清醒时间的 51% ~75%。

4= 重度：占清醒时间的 75% 以上。

4.4 运动波动对生活功能的影响

0= 正常：没有运动波动或运动波动对日常活动或社会交往没有影响。

1= 轻微：运动波动对很少一些活动有影响,患者在"开"期可以进行的各种活动和社会交往在"关"期也可以完成。

2= 轻度：运动波动对许多活动有影响,但患者在"开"期可以进行的各种活动和社会交往在"关"期也可以完成。

3= 中度：运动波动对患者的活动产生影响,以至于患者在"开"期可以进行的活动和社会交往在"关"期有些不能完成。

4= 重度：运动波动对患者的活动产生影响,以至于患者在"开"期可以进行的活动和社会交往在"关"期大部分不能完成。

4.5 运动波动的复杂性

0= 正常:没有运动波动。

1= 轻微:"关"期的到来总能或绝大部分时间可以预测(>75%)。

2= 轻度:"关"期的到来大部分时间可以预测(51%~75%)。

3= 中度:"关"期的到来有些时候可以预测(26%~50%)。

4= 重度:"关"期的到来几乎不能预测(≤25%)

4.6 痛性"关"期肌张力障碍

1. 每天"关"期的时间(h):_____
2. "关"期时出现肌张力障碍的时间(h):_____
3. "关"期肌张力障碍占"关"期时间的 % 比例 = [(2/1)× 100]:_____

0= 正常:没有肌张力障碍或没有"关"期。

1= 轻微:占"关"期时间的 25% 以下。

2= 轻度:占"关"期时间的 26%~50%。

3= 中度:占"关"期时间的 51%~75%。

4= 重度:占"关"期时间的 75% 以上。

附录 8　帕金森病患者的生活质量问卷(PDQ-39)

序　号	问　题	回　答
1	做一些平常自己喜欢做的休闲运动,有困难吗	0 从不　1 偶尔　2 有时 3 经常　4 始终或根本无法做
2	进行一些家务劳动时,比如烧饭整理房间,有困难吗	0 从不　1 偶尔　2 有时 3 经常　4 始终或根本无法做
3	提着手袋外出买东西有困难吗	0 从不　1 偶尔　2 有时 3 经常　4 始终或根本无法做
4	独自行走 1 000m,有问题吗	0 从不　1 偶尔　2 有时 3 经常　4 始终或根本无法做
5	独自行走 100m,有问题吗	0 从不　1 偶尔　2 有时 3 经常　4 始终或根本无法做
6	在家里随便走走,有问题吗	0 从不　1 偶尔　2 有时 3 经常　4 始终或根本无法做
7	在外面随便走走,有问题吗	0 从不　1 偶尔　2 有时 3 经常　4 始终或根本无法做
8	当外出时,需要他人陪同吗	0 从不　1 偶尔　2 有时 3 经常　4 始终或根本无法做

续表

序 号	问 题	回 答
9	当外出时,会害怕或担心摔倒吗	0 从不 1 偶尔 2 有时 3 经常 4 始终或根本无法做
10	很想出门,但是被限制在家里无法出去,是吗	0 从不 1 偶尔 2 有时 3 经常 4 始终或根本无法做
11	自己洗澡,有问题吗	0 从不 1 偶尔 2 有时 3 经常 4 始终或根本无法做
12	自己穿衣,有困难吗	0 从不 1 偶尔 2 有时 3 经常 4 始终或根本无法做
13	系纽扣、系鞋带,有问题吗	0 从不 1 偶尔 2 有时 3 经常 4 始终或根本无法做
14	写工整的字,有问题吗	0 从不 1 偶尔 2 有时 3 经常 4 始终或根本无法做
15	自己切食物,有困难吗	0 从不 1 偶尔 2 有时 3 经常 4 始终或根本无法做
16	拿着一杯饮料而不洒出来,有困难吗	0 从不 1 偶尔 2 有时 3 经常 4 始终或根本无法做
17	感到抑郁吗	0 从不 1 偶尔 2 有时 3 经常 4 始终或根本无法做
18	有孤独和被隔离的感觉吗	0 从不 1 偶尔 2 有时 3 经常 4 始终或根本无法做
19	有想哭的感觉吗	0 从不 1 偶尔 2 有时 3 经常 4 始终或根本无法做
20	有愤怒或怨恨的感觉吗	0 从不 1 偶尔 2 有时 3 经常 4 始终或根本无法做
21	有焦虑的感觉吗	0 从不 1 偶尔 2 有时 3 经常 4 始终或根本无法做
22	对自己的将来担心吗	0 从不 1 偶尔 2 有时 3 经常 4 始终或根本无法做
23	觉得有必要对他人隐瞒你的帕金森病病情吗	0 从不 1 偶尔 2 有时 3 经常 4 始终或根本无法做
24	尽量避免在公共场合吃饭或喝饮料吗	0 从不 1 偶尔 2 有时 3 经常 4 始终或根本无法做
25	因为帕金森病,觉得在公共场合很尴尬吗	0 从不 1 偶尔 2 有时 3 经常 4 始终或根本无法做
26	对其他人对你的反应感到担忧吗	0 从不 1 偶尔 2 有时 3 经常 4 始终或根本无法做
27	处理好朋友之间的人际关系,有问题吗	0 从不 1 偶尔 2 有时 3 经常 4 始终或根本无法做

续表

序　号	问　题	回　答
28	当需要帮助时,缺少配偶或伴侣的支持吗	0 从不　1 偶尔　2 有时 3 经常　4 始终或根本无法做
29	当需要帮助时,缺少家庭或朋友的支持吗	0 从不　1 偶尔　2 有时 3 经常　4 始终或根本无法做
30	在大白天,也会不知不觉睡着吗	0 从不　1 偶尔　2 有时 3 经常　4 始终或根本无法做
31	在看电视、读报纸的时候,集中注意力会有问题吗	0 从不　1 偶尔　2 有时 3 经常　4 始终或根本无法做
32	觉得记忆力很差吗	0 从不　1 偶尔　2 有时 3 经常　4 始终或根本无法做
33	做噩梦或有幻觉吗	0 从不　1 偶尔　2 有时 3 经常　4 始终或根本无法做
34	说话有困难吗	0 从不　1 偶尔　2 有时 3 经常　4 始终或根本无法做
35	感觉和他人无法进行沟通,是吗	0 从不　1 偶尔　2 有时 3 经常　4 始终或根本无法做
36	有被忽视的感觉吗	0 从不　1 偶尔　2 有时 3 经常　4 始终或根本无法做
37	有肌肉抽筋或抽筋所导致的疼痛吗	0 从不　1 偶尔　2 有时 3 经常　4 始终或根本无法做
38	身体或关节有疼痛吗	0 从不　1 偶尔　2 有时 3 经常　4 始终或根本无法做
39	有令您不舒服的热或冷的感觉吗	0 从不　1 偶尔　2 有时 3 经常　4 始终或根本无法做

该问卷由 39 个问题(8 个维度)组成,能够反映在过去 1 个月内帕金森病患者的生活质量情况。

1. 身体活动(mobility,10 题):测量帕金森病患者身体活动能力。

2. 日常生活行为(activities of daily living,ADL,6 题):测量帕金森病对患者日常生活的影响情况。

3. 精神健康(emotional well-being,6 题):测量帕金森病患者心理健康状态。

4. 屈辱感(stigma,4 题):测量患者对所患帕金森病的态度。

5. 社会支持(social support,3 题):测量帕金森病患者获取家人、朋友、社会支持鼓励情况。

6. 认知(cognition,4 题):测量帕金森病对患者认知功能的影响。

7. 交流(communication,3 题):测量帕金森病对患者语言交流的影响。

8. 身体不适(bodily discomfort,3 题):测量帕金森病带给患者生理功能影响情况。